Lydie Raisin

REMODELEZ VOTRE CORPS

MARABOUT

Illustrations : **Corine Delétraz.**

SOMMAIRE

AVANT-PROPOS

VOLONTÉ : CHANGER OU AMÉLIORER CERTAINES PARTIES DU CORPS, SE SENTIR MIEUX.

INCONVÉNIENTS : MANQUE DE TEMPS.

SOLUTION : S'EXERCER À LA MAISON OU EN VACANCES !

La plupart des femmes ne sont pas pleinement satisfaites de leur plastique. Pourquoi ? Surtout à cause des médias : la plupart du temps, elles culpabilisent. Il faut cesser de se sentir coupables, et essayer simplement d'être **bien**.

En effet, un surplus pondéral important peut occasionner des troubles de la santé, mais pas deux ou trois kilogrammes, même mal localisés.

Néanmoins, vous le savez, ces quelques kilos (parfois un peu plus) empoisonnent la vie. Il suffit de remettre les choses à leur juste place **et d'agir**.

Considérez votre cas… avec calme et objectivité.

Prenez-vous en main dans la décontraction et l'efficacité.

La constance et le sérieux viennent à bout de tout, y compris de ces petites proéminences, sur les hanches ou sur les cuisses. Alors, sachez-le :

Changer est possible.

Il s'agit tout simplement de respecter le mieux possible ces trois points :

— Avoir une bonne hygiène alimentaire.
— Essayer de moins se stresser (cela est beaucoup plus difficile…).
— Avoir une activité physique **régulière et progressive**.

C'est tout !

La vocation de ce guide est de vous soutenir et de vous aider dans votre objectif, d'être le « compagnon » qui à la fois vous indiquera les exercices à faire et vous servira de **support moral**.

Il s'adresse à vous, qui manquez de temps entre le travail, les transports, la famille, etc.

Il vous permet de vous constituer votre propre programme en fonction de vos disponibilités.

Chaque exercice est décrit de façon **très précise**, ce qui permet **une compréhension immédiate** en évitant les mauvais placements et bien sûr **leurs conséquences**.

En effet, chaque femme possède des problèmes de silhouette différents, avec en général une seule constante :

Vouloir acquérir un ventre plat et éliminer les surplus pondéraux des hanches.

Ne prononcez donc plus ce genre de phrase :

« C'est normal que je sois un peu ronde à mon âge » ou « J'ai eu deux enfants, c'est logique que j'ai un peu de ventre ».

NON !

La pratique régulière et bien menée d'abdominaux est un remède déterminant à ce genre d'inconvénients. Tout dépend du temps que l'on désire allouer à sa séance d'entraînement et, si l'on est assez motivée, pour respecter une alimentation équilibrée.

Il est bien évident que nous ne prenons pas en compte les personnes souffrant d'œdème, de dérèglements hormonaux, de problèmes vertébraux etc.

Ce livre ne s'adresse qu'aux pratiquantes en bonne santé, QUI VEULENT VRAIMENT CHANGER !

Nota : les exercices décrits ci-après sont à réaliser à l'aide du système de « séries » (ensemble de 6, 8, 10, 12… exercices à la suite) pour une meilleure efficacité. Exemple : réaliser « 2 séries de 8 mouvements » signifie exécuter 16 exercices avec une interruption de 30 secondes à 1 minute au bout de 8 mouvements.

INTRODUCTION

QUELS EXERCICES PRATIQUER POUR CHANGER LE VOLUME DE VOS HANCHES ?
SOLUTION :
S'ENTRAÎNER RÉGULIÈREMENT AVEC CEUX QUI VOUS SONT PROPOSÉS.

Que vous ayez envie de galber votre poitrine, ou de tonifier vos muscles fessiers, ce manuel a pour vocation d'apporter une solution rapide et efficace à vos désirs.

Les exercices proposés sont donc conseillés, sur des durées et à des rythmes très différents, pour **l'obtention d'un résultat maximal**.

Chaque partie du corps ne peut en aucun **cas être traitée de la même façon**. C'est la raison pour laquelle il s'agit de faire preuve de vigilance quant à la manière d'intervenir sur le corps.

Dans ce livre, tous les mouvements n'ont été sélectionnés qu'après mûre réflexion, afin d'acquérir un résultat esthétique optimum.

En effet, s'entraîner, par exemple, toujours avec les mêmes exercices a pour conséquence de développer les mêmes fibres musculaires d'une région, et donc de créer non seulement un déséquilibre musculaire, mais une aberration au niveau de l'harmonie corporelle.

C'est pour cette raison que vous sont proposés des exercices très diversifiés et **complémentaires** entre eux. Ils sont à exécuter **à des vitesses et à des amplitudes différentes**.

Il est très difficile de préciser la durée nécessaire, par exemple, pour perdre un kilo sur les régions fessières ; il est bien évident que cela varie suivant les paramètres physiologiques et musculaires de chaque personne, de la pratique, et du temps consacré à la séance d'entretien physique.

Quoi qu'il en soit, ce recueil est conçu uniquement pour les femmes, car les exercices pour le sexe masculin (même si certains sont communs) ne se pratiquent pas de la même façon et les parties « disgracieuses » de ces messieurs ne sont pas localisées aux mêmes endroits.

Chaque chapitre de ce livre est précédé d'un échauffement qui lui est propre, **toujours pour une question de temps et de pratique**.

Nous résumerons donc ce livre avec cette simple phrase :

Sa vocation est l'amélioration de la silhouette, l'accent étant mis sur les hanches et le ventre.

C'est décidé !
Tournez ces pages et **CONCRÉTISEZ.**

AVANT DE COMMENCER N'OUBLIEZ PAS QUE...

■ La plupart des exercices sont à exécuter les **jambes fléchies**, ceci afin d'éviter tout traumatisme au niveau des vertèbres lombaires.

■ Il est important d'avoir préalablement un dos solide avant de se lancer dans des séries **longues** de renforcement abdominal.
Il s'agit de faire les choses dans l'ordre :

> 1° On muscle d'abord le dos à l'aide des exercices recommandés (surtout si cette région présente une forte atonie).
> 2° Ce n'est qu'au bout d'un mois ou deux seulement que l'on commence à augmenter doucement les séries d'exercices.

■ Même pour travailler un renforcement de la région fessière, il est nécessaire d'**avoir de bons muscles paravertébraux**.

■ Ce livre s'adresse à celles qui désirent, par manque de disponibilité, s'entraîner chez elles. Il est bien sûr tout à fait souhaitable de suivre des cours collectifs d'abdominaux-fessiers en salle, si l'on a la possibilité. Mais ne pas commencer ces séances sans **s'être entraînée un minimum**.

- Une activité physique bien menée est, entre autres, bénéfique au niveau de la respiration car il est nécessaire de porter **son attention sur elle durant les exercices**.
- Si un minimum d'hygiène alimentaire n'est pas respecté, l'amélioration de l'aspect physique ne sera **pas probante**.
- Il est également important de respecter le nombre de répétitions minimum indiqué comme référence de base.
- Les vêtements larges et en coton sont préférables aux vêtements synthétiques et serrés.
- Le résultat dépendra de votre volonté, de votre assiduité, etc. **et surtout du temps consacré**.
- Il est conseillé d'absorber quelques aliments (fruits secs, pain complet, etc.) deux heures avant votre entraînement si celui-ci est intensif.
- Absorber une quantité de liquide avant de s'exercer procure une gêne certaine.

LES QUESTIONS QUE VOUS VOUS POSEZ

Q- *Y a-t-il un âge maximum pour commencer à pratiquer les exercices proposés dans ce livre, pour les non-sportives ?*

R- Non ! A partir du moment où l'on commence **une activité en douceur et progression**, sans aucun effort violent.
Il n'y a pas de contre-indications en ce qui concerne les personnes en bonne santé, mais il est fortement recommandé de consulter un médecin avant de commencer un sport ou la pratique de la culture physique chez soi.

Q- *Doit-on toujours faire les mêmes mouvements ? Par exemple, si l'on présente un surplus pondéral au niveau des hanches, faut-il toujours exécuter les mêmes exercices pour une meilleure efficacité ?*

R- Non ! Un geste reproduit de nombreuses fois entraîne l'amélioration de certains groupes de fibres musculaires mais pas des autres. Il est donc plus judicieux de travailler l'ensemble d'une région, afin d'obtenir un esthétisme, et une qualité musculaire performante.

Q- *Est-il plus bénéfique de faire les exercices toujours au même rythme ?*

R- Non ! Il est préférable de les varier au maximum afin d'améliorer l'élasticité musculaire et d'acquérir à la fois, souplesse, tonicité, endurance et résistance.

Q- *Vaut-il mieux s'entraîner trois fois par semaine durant une demi-heure, ou dix minutes par jour ?*

R- Il convient de préférer un entraînement d'une demi-heure pour la simple raison qu'il est mieux de pratiquer un échauffement préalable du corps, et de disposer de temps **pour respecter son rythme** vis-à-vis de l'effort.
Il est plus bénéfique de s'entraîner en séries longues pour l'obtention d'un meilleur résultat.
Par contre, pour une personne toute débutante, une demi-heure peut paraître fastidieuse, il est donc tout à fait concevable de commencer par dix minutes d'exercices.

Q- *Si l'on s'exerce deux fois par semaine, vaut-il mieux changer de programme une fois sur deux ?*

R- Tout dépend de votre but :
Si vous avez un surplus pondéral, très marqué : il vaut mieux **changer** d'exercices à chaque fois mais **sur la région intéressée**.

Par contre, si vous désirez une amélioration plus générale :
il est préférable d'avoir deux programmes et de travailler, par exemple, les abdominaux et les fessiers, le lundi, le dos et les bras, le jeudi.

Q- *Quelle durée faut-il prévoir pour avoir un résultat apparent, par exemple, au niveau du ventre, avec trois séances d'une demi-heure par semaine, jumelée d'une hygiène alimentaire ?*

R- La durée moyenne est de trois mois.

Q- *A quel âge une jeune fille peut-elle commencer à pratiquer ?*

R- Il n'y a pas de contre-indications d'âge à la pratique de la culture physique **si elle est bien menée**. Néanmoins, il ne faut pas oublier que le squelette d'un adolescent est en pleine croissance, et que la vigilance doit être de rigueur en ce qui concerne les positions vertébrales.

Q- *Si vous cessez votre activité physique, allez-vous prendre du poids ?*

R- Non ! C'est une fausse rumeur ! Cesser de s'entraîner entraîne une perte de la masse musculaire. Le corps est bien sûr moins tonique, puisque tous les efforts bénéfiques de l'activité sportive s'étiolent proportionnellement au fil du temps. Il suffit simplement de réguler son alimentation par rapport aux besoins nouveaux, qui sont moindres. On ne s'alourdit d'aucun kilo.
On prend toujours l'exemple de sportifs de haut niveau, qui se sont arrêtés brusquement et mis à fréquenter avec assiduité les restaurants, en raison de leur position nouvelle d'hommes d'affaires.
Il est bien évident qu'ils ont pris du poids. C'est

parfaitement logique… Mais cela ne vous concerne pas !

Q- *Si l'on pratique déjà une activité sportive, les exercices décrits ne présentent-ils pas de contre-indications pour certains sports ?*

R- Non ! Tous ces exercices sont à réaliser **de façon symétrique**. Par conséquent, ils ne peuvent être au contraire qu'un support basique extrêmement bénéfique quant à la pratique d'autres disciplines.
Les utiliser régulièrement améliore les performances dans d'autres domaines, de par le fait qu'ils améliorent la souplesse, la tonicité, l'endurance et la résistance musculaire.

Q- *Faut-il boire durant l'entraînement ?*

R- Il est toujours conseillé de boire durant un effort même si l'on n'en ressent pas le besoin. Mais absorber de l'eau **en petite quantité**, afin de ne pas occasionner une gêne.

Q- *Lorsque l'on ne dispose que de peu de temps, si l'impasse est faite sur les exercices d'assouplissement, est-ce si grave ?*

R- Pour un entraînement ponctuel : NON.
Pour une séance d'activité musculaire régulière : OUI.

QUELQUES NOTIONS D'HYGIÈNE ALIMENTAIRE

LES TOUTES PREMIÈRES DONNÉES

Nous avons besoin journellement d'un apport calorique comportant :

— 55 % de glucides
— 30 % de lipides
— 15 % de protides

Leurs correspondances :

1 gramme de glucides = 4,1 calories
1 gramme de protides = 4,1 calories
1 gramme de lipides = 9,3 calories

Besoins physiques des femmes :

Activité physique réduite :	1 800 calories
Activités habituelles :	2 000 calories
Activité physique importante :	2 200 calories

Les substances alimentaires sont les suivantes :

Les protéines (ou protides), les lipides (ou graisses), les glucides (ou hydrates de carbone, sucres), les fibres alimentaires, les sels minéraux, les vitamines et l'eau.

A savoir que pour une même dépense physique

et un poids similaire, l'homme dépense plus de calories que la femme.

Cela n'est pas juste ?

Certes, mais c'est ainsi, car l'homme possède une masse musculaire plus importante que la femme, et donc comme la **masse musculaire consomme des calories et non la graisse** : le sexe dit faible est lésé.

Une hygiène alimentaire passe bien sûr par les principes de base :

- Prendre ses repas à heures fixes.
- Absorber 1 litre à 1,5 litre de liquide par jour.
- Respecter les pourcentages indiqués précédemment.

Hygiène alimentaire ne signifie pas **régime**, il est absolument aberrant d'avoir une activité physique soutenue et une alimentation hypocalorique. A long terme, c'est complètement déséquilibrant.

Il s'agit simplement de manger en quantité raisonnable et d'absorber des produits riches par leur variété.

PRÉCISIONS

Les protéines (protides)
Elles servent en quelque sorte à construire notre corps (le sang, les muscles, les os, la peau, etc.).

Elles apportent aussi un peu d'énergie.
60 g de protéines par jour constituent une donnée basique pour les femmes.

Les lipides
Ils constituent les réserves et sont stockés sur certaines parties dodues du corps. Ce sont eux qui vous aident à lutter contre le froid et apportent les fameuses vitamines liposolubles (ADEK). Enfin, ils contiennent les acides gras essentiels et aident à synthétiser certaines hormones.

Les glucides
On distingue :
— Les sucres solubles (comme ceux de la betterave, du lait, etc.) qui sont constitués soit par le glucose, soit par le saccharose. Ils passent très vite dans le sang.
— Les amidons (les féculents, les céréales) sont caractérisés par une assimilation lente.

Les glucides fournissent l'énergie, à savoir la contraction musculaire, et sont indispensables **au bon fonctionnement des cellules nerveuses**.

Les fibres alimentaires
On les trouve dans les pommes de terre, **les enveloppes** de céréale, le son, les fruits possédant des pépins, les graines, les végétaux, etc.

Elles n'apportent pas de calories, mais bien sûr les substances qui les contiennent en comportent. Elles sont caractérisées entre autres par leur capacité à retenir l'eau.

Les sels minéraux

On les trouve dans notre squelette, sous forme de calcium, phosphore mais ils ont aussi un rôle de catalyseurs.

Le calcium, le fluor, le magnésium, le zinc, le fer, le potassium, le sodium, le phosphore, l'iode sont des sels minéraux.

Les vitamines

Important :

Elles n'apportent **aucune énergie**, mais comme les sels minéraux, elles jouent un rôle de catalyseur. Il ne faut donc absolument pas les occulter de notre alimentation.

Les vitamines B (B1, B2, B3, B6, B9, B12) et C sont solubles dans l'eau, alors que les vitamines A D E K sont solubles dans l'huile.

A savoir : il y a parfois plus de vitamines dans certaines conserves que dans une laitue laissée quatre jours au frigidaire.

Investies de ces informations, vous avez tout loisir de vous constituer des menus équilibrés, en évitant les boissons gazeuses, l'alcool, les graisses cuites, les chocolats, la plupart des charcuteries, les gâteaux, etc. (attention aussi aux jus de fruits industriels, qui contiennent souvent énormément de sucre).

Le week-end, au petit déjeuner, prenez le temps de vous presser une orange ou autre fruit frais.

Les soupes, ou les purées de légumes, sont excellentes pour la santé, et qu'elles soient faites artisanalement, ou toutes prêtes, elles constituent une base alimentaire riche par sa variété et intéressante dans le domaine calorique.

De même les céréales (son, maïs, blé, orge, etc.), à l'état naturel, présentent un intérêt calorique intéressant, si elles sont cuites à l'eau tout simplement et consommées avec une noix de beurre frais. C'est excellent au niveau gustatif.

Avoir une hygiène alimentaire ne signifie en aucune façon se priver d'un bon repas de temps en temps, il est nécessaire psychologiquement de ne pas souffrir de FRUSTRATION.

EN RÉSUMÉ

- Manger de tout, sans excès, en privilégiant l'eau, le poisson et les légumes frais (si l'on a le temps...).
- Prendre ses repas à heures fixes.
- Mastiquer lentement.
- Boire entre les repas (de l'eau) et un peu pendant.
- Après une séance sportive, il est par contre plus approprié d'absorber de l'eau gazeuse en partie pour récupérer les sels minéraux éliminés.
- Préférer un sandwich « pain-jambon », à la salade pleine d'huile de la cantine de votre entreprise.
- Éviter les « fast-food ».
- Préférer la cuisson à la vapeur pour les légumes.
- Ne pas faire du dîner son repas principal.
- Bien se renseigner sur la véracité **et les conséquences** de certaines rumeurs, telles : le pain fait grossir, remplaçons notre déjeuner par une pomme, etc.
- Savoir que les produits allégés, pour la plupart, en raison de la pauvreté de leurs substances, ne constituent pas la base sérieuse à une hygiène alimentaire décente.

Ne pas faire l'amalgame hygiène diététique = régime.
Et varier au maximum son alimentation.

EXEMPLE DE REPAS ÉQUILIBRÉ
POUR UNE PERSONNE AYANT UNE ACTIVITÉ PROFESSIONNELLE ET PHYSIQUE MOYENNE
— 2 000 À 2 200 CALORIES —

Petit déjeuner :
— Thé - café (léger)
— 2 tranches de pain complet
— 1 noix de beurre
— 1 fruit (orange, kiwi ou clémentine)
— 1 yaourt avec **peu** de sucre ou pas

Déjeuner :
— Crudités (sans sauce)
— Poisson
— Haricots verts et haricots blancs (en petites quantités)
— 2 tranches de pain complet
— un peu de compote (peu sucrée ou pas)

Dîner :
— Soupe de différents légumes mixés
— 1 tranche de jambon dégraissé
— Salade de fruits (non sucrée)
— 2 tranches de pain

CHAPITRE 1

N'OUBLIEZ PAS DE VOUS ÉCHAUFFER…

- **S'échauffer ? Pourquoi ?**
- **Proposition d'échauffement simple (durée 15 minutes en moyenne).**

S'ÉCHAUFFER ? POURQUOI ?

Si vous envisagez de faire travailler votre corps, d'une façon générale, il est recommandé auparavant de **procéder à un échauffement général du corps**. Il est à noter que l'on prend souvent conscience de certaines parties du corps, uniquement lorsqu'elles se manifestent sous une forme douloureuse.

Cette notion d'échauffement surtout dans le contexte d'un bon nombre de cours collectifs est tombée en désuétude, et cela a pour conséquence bien des inconvénients, pour ne pas parler de traumatismes. Sa vocation est essentiellement une mise en route au niveau physiologique, psychologique, et une prévention.

Commencer directement à s'exercer en musculation ou en culture physique après avoir passé, par exemple, une journée sédentaire n'est guère logique. Il s'avère donc indispensable de passer par cette phase intermédiaire.

L'échauffement est la base de tout entraînement et s'appuie donc sur la notion de **progression**, aussi bien au niveau de la difficulté gestuelle qu'au niveau rythmique. Il paraît donc peu sérieux de s'adonner **directement** à la pratique de mouvements réalisés de façon très tonique, en amplitude maximale, par exemple. Les exercices de début de séance sont toujours à exécuter **lentement**, et suivant le type d'entraînement choisi, ils peuvent s'accélérer (ou non) de façon à mettre correctement en action le système cardio-pulmonaire.

Sa durée varie bien évidemment suivant le temps que l'on peut lui allouer et de l'importance de la séance. La notion de respiration tenant une place importante, il est conseillé **de la pratiquer avec vigilance**, déjà au niveau des exercices préliminaires.

Si vous n'avez que dix minutes à consacrer à un entraînement, quatre minutes seulement seront consacrées à l'échauffement. C'est pour cela que, dans ce manuel, chaque partie du corps à restructurer ou à entretenir est précédée d'une mise en route spécifique. C'est uniquement pour une question de temps et de pratique, car :

Si l'on en a la possibilité, il est mieux, même si l'on ne désire travailler que les abdominaux, de procéder à un échauffement général de tout le corps.

Rappelons que lorsque, par exemple, vous travaillez votre taille en rotation, il y a également sollicitation d'autres groupes musculaires, tels ceux des bras, du dos, du cou, etc.

C'est une notion à ne pas oublier !

Disons que l'idéal serait de procéder à un échauffement général durant 10 à 12 minutes, suivi d'un échauffement spécifique de 5 à 6 minutes avant de commencer une demi-heure de travail de musculation ou d'étirement.

Si vous désirez vous entraîner 20 minutes, il convient de ne pas **occulter les deux ou trois exercices de préparation recommandés**.

Tout ceci n'est bien sûr valable que pour une séance de culture physique à la maison et **ne présente pas véritablement d'analogie avec un échauffement de type collectif**.

En général, un échauffement bien mené suit l'ordre logique du haut du corps vers le bas. Il eut été possible de proposer un échauffement cardio-pulmonaire, mais l'expérience démontre que la plupart du temps, **il n'est pas suivi**. En effet, il paraît rébarbatif à beaucoup de personnes de sautiller sur place, de monter les genoux, ou d'effectuer des semi-flexions à rythme rapide, surtout si l'on n'a jamais fait de sport !

Il est à savoir également que toutes les positions d'appui debout, ou assises doivent **être symétriques** : par exemple, avoir toujours les talons sur la même ligne.

PROPOSITION D'ÉCHAUFFEMENT SIMPLE

(durée de 15 mn en moyenne)

Tous ces exercices sont conseillés sur une base minimale de **6** mouvements de chaque côté.

1. Le cou

Cette partie du corps est très délicate et doit faire l'objet d'une grande attention et ne se mouvoir que sous une **forme extrêmement contrôlée**.

Description
A partir de la position assise ou debout, **le dos très droit** :

Inclinaison de la tête à droite et à gauche

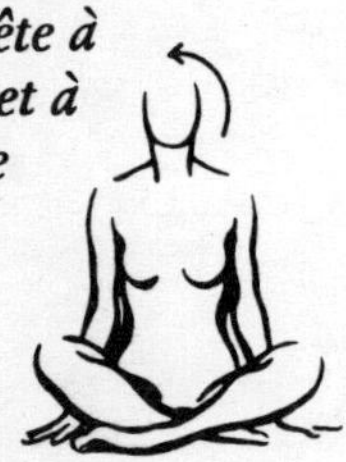

Exercice 1
Incliner la tête latéralement de chaque côté.
Expirer sur un des côtés.

Mouvement avant-arrière

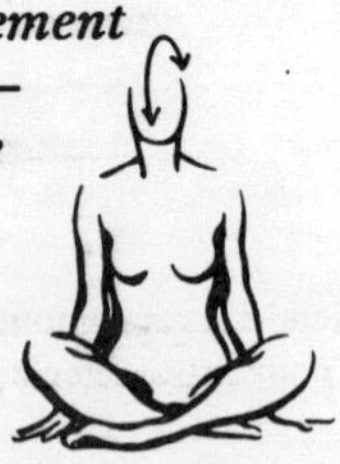

Exercice 2
Exécuter un mouvement avant-arrière.
Expirer bien à l'avant.

Rotations à droite et à gauche

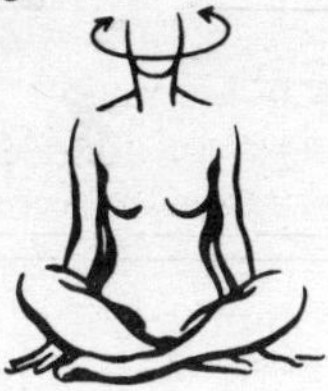

Exercice 3
Rotation à droite et à gauche en alternance. Le mouvement doit être exécuté, avec encore plus de contrôle, que les précédents.
Expirer sur une des rotations.

Circonvolutions de la tête

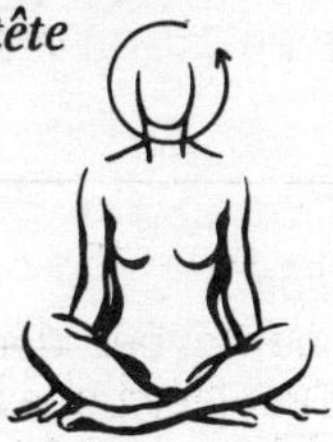

Exercice 4
Circonvolutions (cercles) du cou dans un sens et dans l'autre en alternance afin d'éviter tout risque d'étourdissement.
Les exécuter très lentement.
Expirer sur la partie inférieure du cercle.

NOTA : n'hésitez pas à faire une pose, entre chaque geste, si telle est votre préférence.

2. Les épaules

Epaules légèrement tirées à l'arrière

Garder le dos bien droit

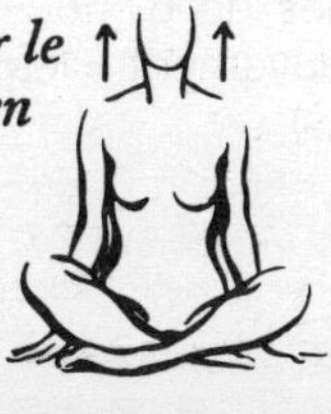

Description
A partir de la position assise ou debout, hausser les épaules simultanément.
Expirer sur la position haute.

3. La taille

Description

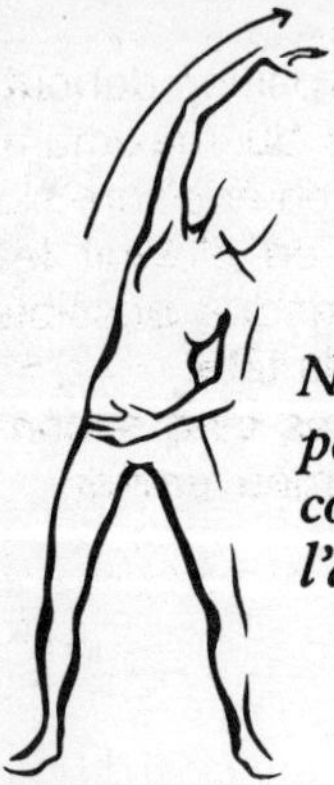

Ne pas pencher le corps vers l'avant

Exercice 1

A partir de la position debout, jambes fléchies, et écartées, incliner le tronc latéralement, en l'accompagnant avec le bras.

Expirer sur la remontée.

Exercice 2

A partir de la position debout, exécuter une rotation du tronc à droite, puis à gauche. Le bras droit entraînant le corps à droite et le bras gauche entraînant le corps à gauche. Les jambes restent tendues, mais à chaque rotation **le pied opposé pivote.**

Pivot du pied opposé à la rotation

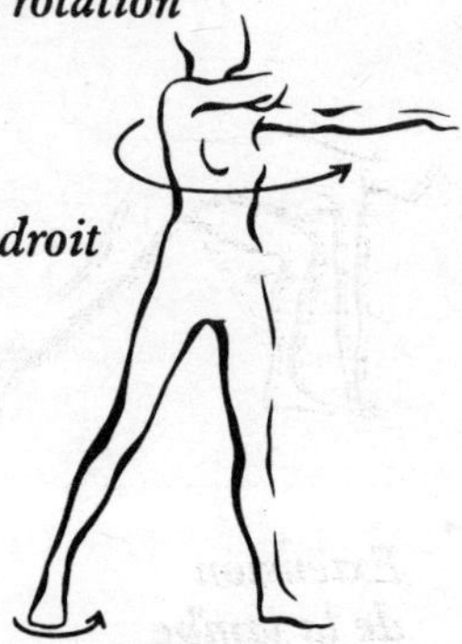

Dos droit

4. Les jambes

Description

Garder le dos droit

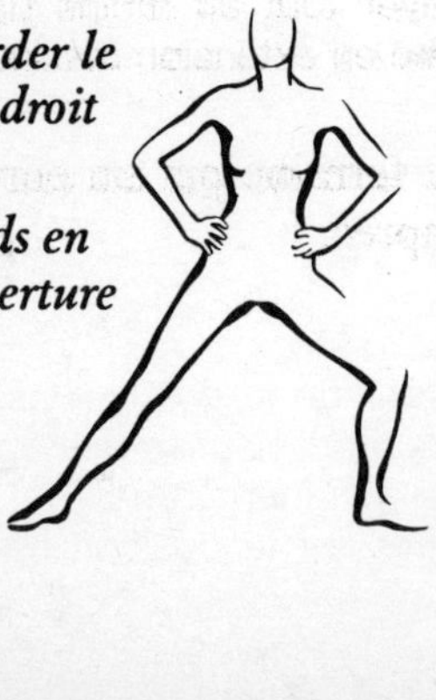

Pieds en ouverture

Exercice 1

A partir de la position debout, jambes très écartées, fléchir une jambe après l'autre.

Expirer sur une des remontées.

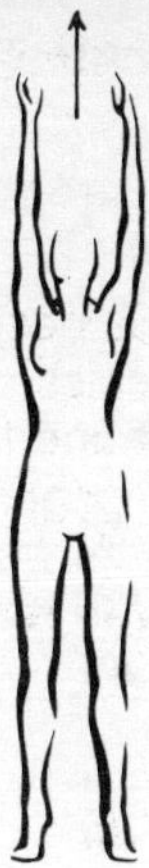

Extension sur les orteils

Exercice 2

A partir de la position debout, étirer le corps au maximum, en se mettant en équilibre sur les orteils, et en élevant les bras le plus tendus possible au-dessus de la tête.
Rester au moins cinq secondes à chaque mouvement.

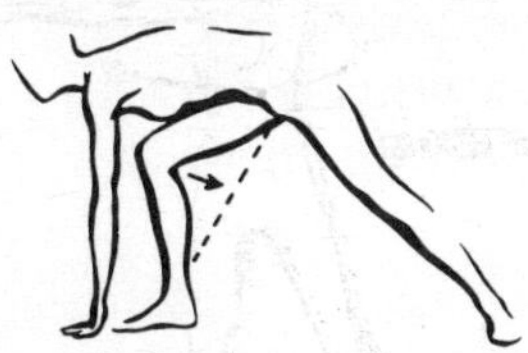

Extension de la jambe avant

Exercice 3

En position de fente, de face, les doigts au sol, essayer de tendre la jambe avant. Puis la replacer en flexion. **Ne pas décoller les doigts du sol.**
Inverser la position.
Expirer sur l'extension de la jambe.

NOTA : Si l'on ne peut pas tendre complètement la jambe, essayer tout au moins de la mettre en extension maximale.

Cet échauffement général se termine par un enroulement vertébral comme ci-après.

5. Enroulement vertébral

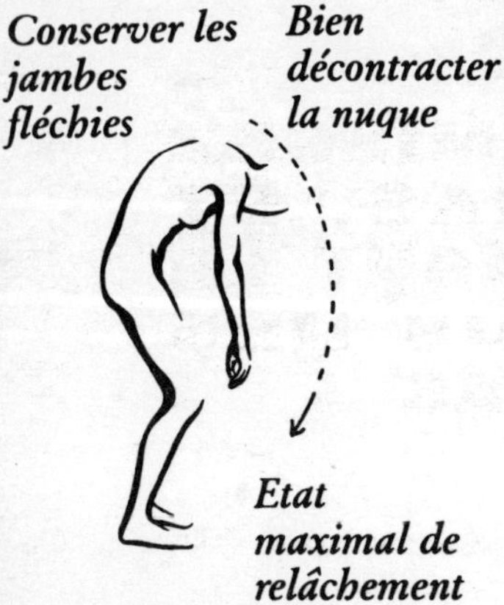

Description

Laisser **progressivement** retomber le corps vers l'avant en expirant.
Réinspirer doucement.
Redresser le corps, **vertèbre par vertèbre**, avec lenteur et concentration.
Répéter cet exercice trois fois.

VOILÀ ! VOUS VOICI PRÊTES À VOUS EXERCER — D'UNE MANIÈRE GÉNÉRALE OU SPÉCIFIQUE ! —

CHAPITRE 2

RAFFERMISSEZ VOS BRAS, ET NOTAMMENT LE DESSOUS DES BRAS

- **Un petit rappel...**
- **Et surtout...**
- **Mouvements d'échauffement préparant au travail spécifique des bras.**
- **Choisissez vos exercices spécifiques pour les bras et le dessous des bras (triceps).**
- **Vous ne savez pas quels exercices pratiquer ?**

  Voici trois exemples de plan d'entraînement.

Ma[illegible] [illegible] [illegible] [illegible]. Il [illegible] tout [illegible] de la vitesse [illegible] [illegible] nement [illegible] encore [illegible] avec [illegible].

Maintenant [illegible] leur [illegible] avec [illegible] simples [illegible] me[illegible] [illegible] choisi pour leur caractère [illegible] [illegible] sans donner un volume supplémentaire.

Ils offrent les [illegible] ainsi que leur élasticité. Dans le cas [illegible] présentent une réelle [illegible] fortement conseillé [illegible] avec [illegible] poids de 0,5 kg ou 1 [illegible] sans charge additionnelle [illegible].

Cette reprise des membres [illegible] il est conseillé au départ de prendre un temps de récupération de 30 secondes entre les séries d'exercices (suivant votre [illegible] peu à peu progressivement.

Ce travail n'a rien à voir avec celui réalisé [illegible], par exemple, le but n'est pas du tout le même.

UN PETIT RAPPEL…

Malgré le fait que vos membres soient très sollicités tout au long de la vie, la tonicité de leur partie inférieure (muscle triceps) est très difficile à conserver avec l'âge.

Malheureusement, leur atonie progresse, encore plus, avec la sénescence. Les quelques exercices très simples qui suivent permettent de retrouver une fermeté et une ligne agréable. Rassurez-vous : ils sont choisis pour leur caractéristique essentielle : **modifier sans donner un volume disgracieux**.

Ils allongent les muscles, en améliorant leur dureté ainsi que leur élasticité. Dans le cas de membres présentant une réelle insuffisance musculaire, il est fortement conseillé de s'entraîner avec de petits poids de 0,5 kg ou 1 kg. La séance débute bien sûr sans charge additionnelle (petits poids ou lests).

Cette région des membres étant difficile à muscler, il est conseillé au départ de prendre des temps de récupération de 30 secondes entre les séries ou exercices (suivant votre niveau) et de les diminuer peu à peu progressivement.

Ce travail n'a rien à voir avec celui relatif à la poitrine, par exemple, le but n'en est pas du tout le même.

ET SURTOUT...

- Ne pas utiliser de petits poids pour démarrer une séance.
  Ils ne doivent s'utiliser que si vraiment l'on présente une forte atonie. Mais en **aucun cas de façon exclusive** ou pour des cas particuliers.
- Si l'on veut des résultats :

  Effectuer des séries de longues progressions.
- Garder le dos droit et les jambes bien fléchies **symétriquement**.
- Ne pas avoir une épaule plus haute que l'autre pendant un exercice.
- Bien vous entraîner à diminuer les temps de récupération, lorsque vous êtes devenues confirmées.
- N'oubliez pas que d'autres muscles travaillent en synergie et qu'il est normal que vous ressentiez une sensibilité musculaire dans les régions annexes aux pectoraux.

MOUVEMENTS D'ÉCHAUFFEMENT PRÉPARANT AU TRAVAIL SPÉCIFIQUE DES BRAS

Tous les exercices peuvent être exécutés en position debout ou assise.

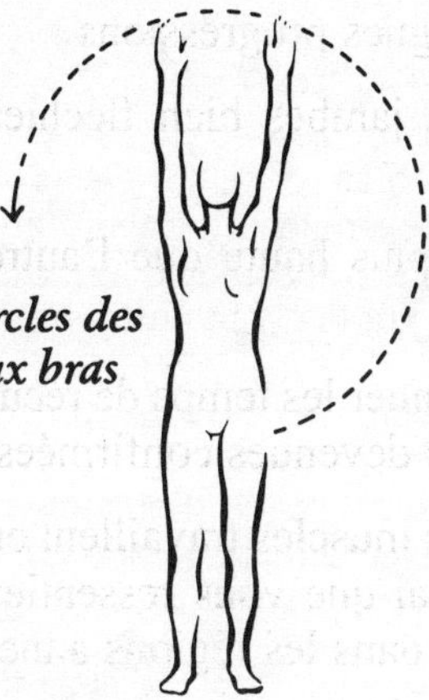

Cercles des deux bras

Exercice n° 1

Description
Exécuter des cercles dans un sens et dans l'autre, en alternance, avec les bras semi-fléchis et parallèles.
Expirer lorsqu'ils retombent devant.

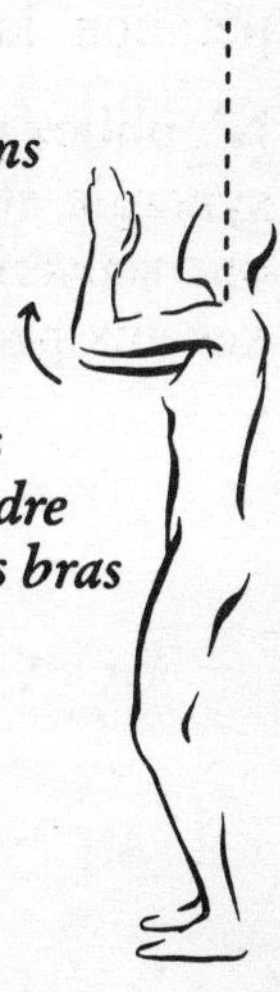

Elévations alternées des bras

Ne pas descendre trop les bras

Exercice n° 2

Description
Élévation des deux bras parallèles à la verticale, une fois fléchis, une fois tendus.
Expirer un geste sur deux.

Il est conseillé d'effectuer au moins 8 mouvements dans chaque sens ou de chaque côté de ces deux exercices sélectionnés.

Maintenant passez à la partie spécifique.

CHOISISSEZ VOS EXERCICES SPÉCIFIQUES POUR LES BRAS ET LE DESSOUS DES BRAS (TRICEPS)

Exercice A

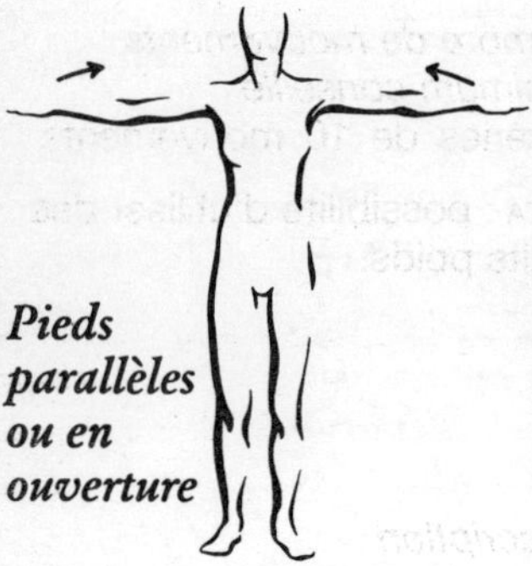

Pieds parallèles ou en ouverture

Description
Les bras bien parallèles au sol, exécuter de petits battements horizontaux, en expirant sur le geste arrière.

Nombre de mouvements minimum conseillé
4 séries de 12 mouvements, en alternant une rapide et une lente.

NOTA : possibilité d'utiliser des petits poids.

Exercice B

Ne pas fléchir le bassin mais bien les bras

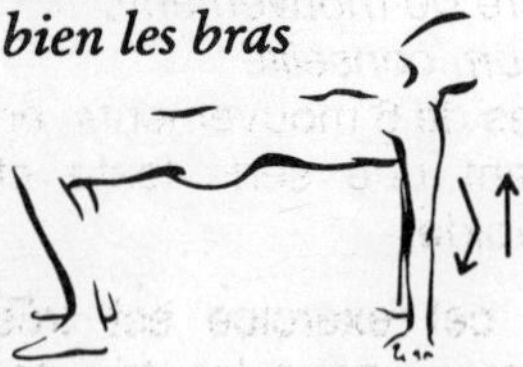

Description
En position arrière, les mains en appui sur le sol, les jambes repliées, exécuter de légères flexions des bras.
Bien expirer sur la remontée du geste.

Nombre de mouvements minimum conseillé
2 séries de 5 mouvements.

NOTA : cet exercice est un des plus **performants pour les triceps**.

Exercice C

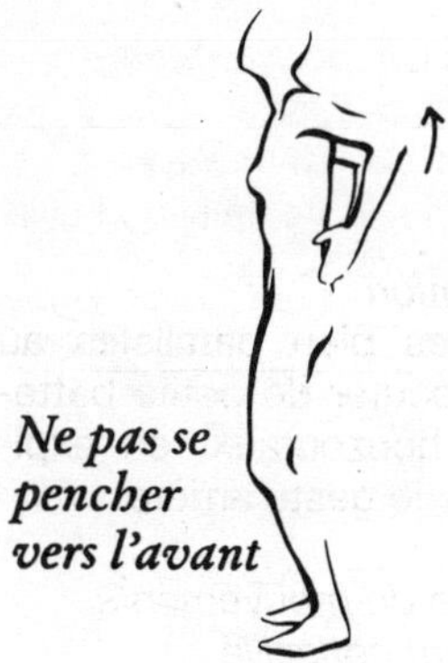
Ne pas se pencher vers l'avant

Description
Tirer au maximum les épaules et les coudes à l'arrière en exécutant de petits mouvements à rythme régulier.

Nombre de mouvements minimum conseillé
4 séries de 10 mouvements.

NOTA : possibilité d'utiliser des petits poids.

Exercice D

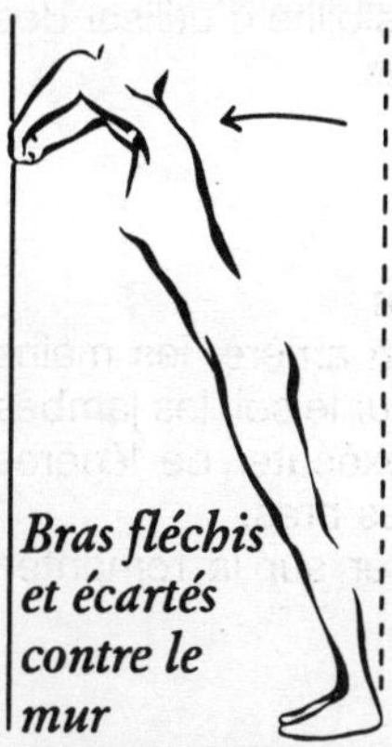
Bras fléchis et écartés contre le mur

Description
En position debout, se laisser choir sur un mur en fléchissant les bras et exercer une poussée pour se retrouver en position initiale.

Nombre de mouvements minimum conseillé
2 séries de 6 mouvements, en alternant une série lente et une rapide.

NOTA : cet exercice est très performant pour les triceps.

Exercice E

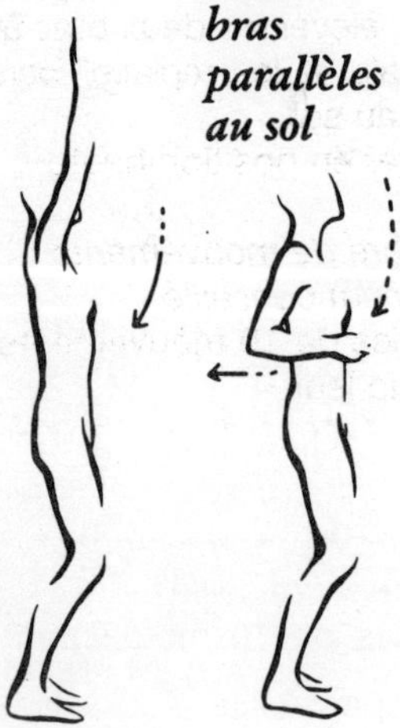

Description
Élever les bras simultanément dans le prolongement du corps et les fléchir à l'arrière le plus loin possible, les poings étant serrés.
Expirer sur la flexion du bras.

Nombre de mouvements minimum conseillé
2 séries de 10 mouvements (une série lente suivie d'une série rapide).

NOTA : possibilité d'utiliser des petits poids.

Exercice F

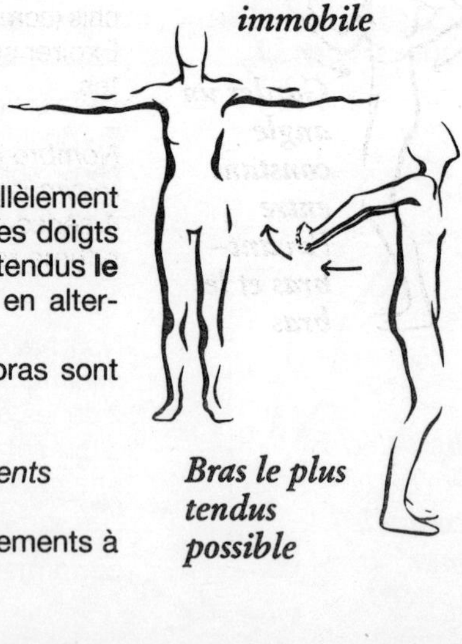

Description
Élever les bras parallèlement au sol et entrelacer les doigts derrière le dos, bras tendus **le plus haut possible** en alternance.
Expirer lorsque les bras sont à l'arrière.

Nombre de mouvements minimum conseillé
3 séries de 10 mouvements à rythme lent.

Exercice G

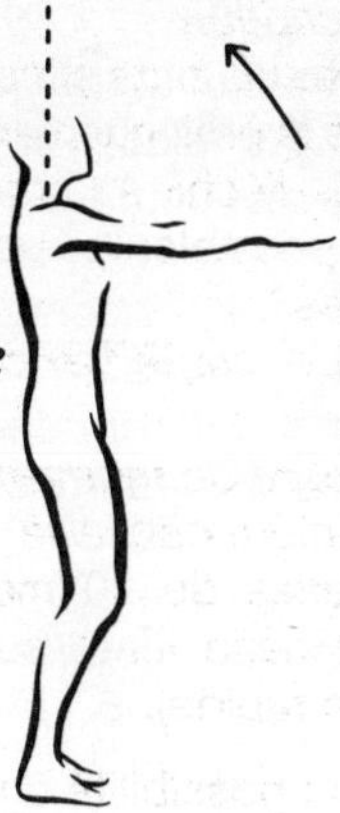

Garder le dos bien droit

Description
Jambes fléchies, **pieds parallèles**, élever les deux bras à la verticale et les replacer parallèles au sol.
Expirer en position haute.

Nombre de mouvements minimum conseillé
3 séries de 10 mouvements à rythme lent.

Exercice H

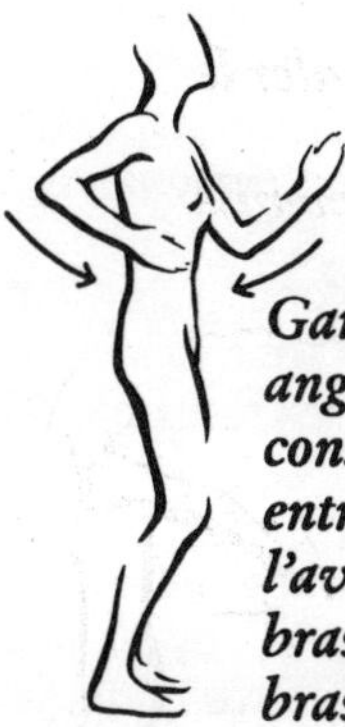

Garder un angle constant entre l'avant-bras et les bras

Description
Exécuter un mouvement de va-et-vient avec les bras fléchis (comme lorsque l'on court).
Expirer sur l'un des deux gestes.

Nombre de mouvements minimum conseillé
4 séries de 10 mouvements à rythme rapide.

Exercice I

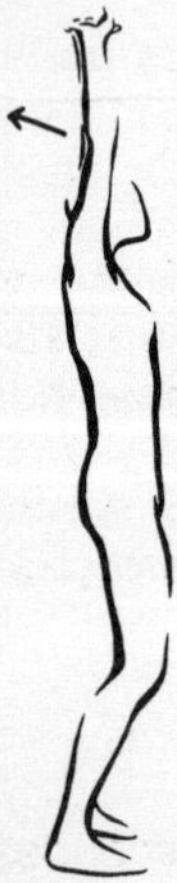

Bras en extension, paumes vers le bas et vers le haut en alternance

Description

Bras tendus, doigts entrelacés, les placer le plus loin possible derrière la tête, en élévation. Alterner une fois sur deux : paumes vers le haut, paumes vers le bas. Expirer sur un des changements des paumes.

Nombre de mouvements minimum conseillé

4 séries de 8 mouvements, en intercalant une série rapide, avec une série plus lente.

Exercice J

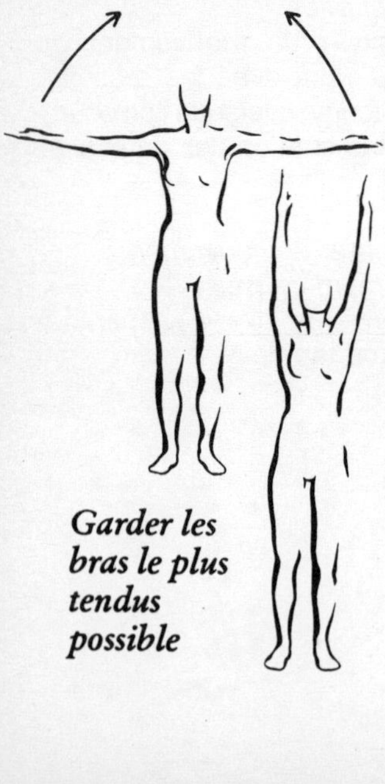

Garder les bras le plus tendus possible

Description

Relever les bras de la parallèle au sol à la verticale en alternant une fois les paumes vers le bas, une fois les paumes vers le haut.
Expirer sur un des deux mouvements.

Nombre de mouvements minimum conseillé

3 séries de 8 mouvements à rythme lent.

La finalité de ces exercices sera cet étirement de la colonne vertébrale :

Exercice K

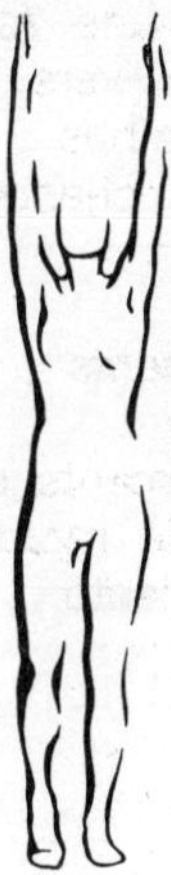

Elévation des bras par le côté

Description

Les bras à la verticale en extension maximale, marcher sur place sur la pointe des pieds.

Expirer très lentement en essayant de contrôler la respiration.

Nombre de mouvements minimum conseillé

Rester environ 40 secondes en phase d'extension.

VOUS NE SAVEZ PAS QUELS EXERCICES PRATIQUER ?

Voici trois exemples de plan d'entraînement

Vous êtes débutante ?

Vous ne disposez que de dix minutes par jour ?

Alors suivez ce petit programme.
Exercices à exécuter sur la base du nombre de séries minimum proposées dans ce chapitre.

Pour s'échauffer :

- Exercice 1.
- Exercice 2.

Pour maintenir et tonifier vos bras :

- Exercice A. (Bien alterner une série rapide avec une lente.)
- Exercice C.

Finir par l'étirement final K.

Vous êtes débutante ?

Vous disposez de vingt minutes trois fois par semaine ?

Exercices à exécuter sur la base du nombre de séries minimum proposées dans ce chapitre.

Pour s'échauffer :

- Exercice 1.
- Exercice 2.

Entraînement spécifique pour raffermir vos bras :

- Exercice A. (Bien alterner une série rapide avec une lente.)
- Exercice D. (Bien alterner une série rapide avec un lente.)
- Exercice G. (Respecter le rythme lent.)
- Exercice H. (Exécuter à rythme rapide.)
- Exercice I. (Intercaler une série rapide avec une plus lente.)

Ne pas oublier l'étirement final K.

Vous êtes très motivée !

Vous avez déjà pratiqué certains de ces mouvements.

Vous disposez de vingt minutes trois fois par semaine.

Pour s'échauffer :

- Exercice 1 (10 mouvements dans un sens, 10 mouvements dans l'autre).
- Exercice 2 (2 séries de 10 mouvements).

Entraînement spécifique pour raffermir vos bras :

- Exercice A (4 séries de 15 mouvements). (En alternant une série rapide avec une lente.)
- Exercice B (2 séries de 8 mouvements). (A votre rythme.)
- Exercice D (2 séries de 10 mouvements). (En alternant une série rapide avec une lente.)
- Exercice I (4 séries de 12 mouvements). (En alternant une série rapide avec une lente.)
- Exercice J (3 séries de 12 mouvements). (A rythme lent.)

Ne pas oublier l'étirement final K pour clore ce programme.

PENSEZ À BIEN CONTRÔLER VOS TEMPS DE RÉCUPÉRATION

CHAPITRE 3

COMMENT GALBER ET TONIFIER VOTRE POITRINE

- **Un mot sur sa constitution...**
- **Et surtout...**
- **Mouvements d'échauffement à réaliser à un rythme lent, avant de passer à la partie spécifique.**
- **Choisissez vos exercices spécifiques pour votre poitrine.**
- **Vous ne savez pas quels exercices pratiquer ?**
  Voici trois exemples de plan d'entraînement.

UN MOT SUR SA CONSTITUTION...

Les seins sont essentiellement constitués de corps adipeux et de glandes (lobules glandulaires). La graisse étant répartie en périphérie.

Ils se placent sur les muscles pectoraux, ces derniers se posant sur les côtes. Il est donc évident qu'une séance d'exercices même sérieuse et intense ne les rehaussera pas de façon spectaculaire, mais elle assurera **une amélioration certaine de leur aspect et de leur port**.

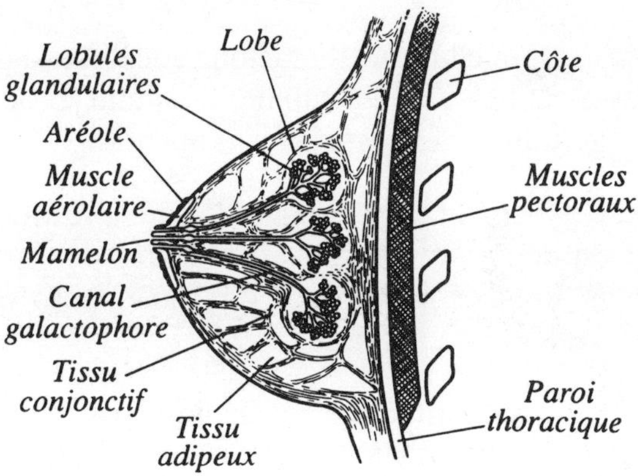

Les exercices décrits ci-après permettent de mieux la tonifier et surtout d'améliorer l'apparence du décolleté et le maintien du buste. Comme pour les autres parties du corps, il s'agit d'effectuer un travail complet et intelligent, de sorte de ne pas créer de disproportions, au niveau du tissu musculaire ce qui aurait des conséquences inesthétiques. Il est bien sûr essentiel d'arriver à un résultat **harmonieux**. Il faudra donc **systématiquement** travailler sur les plans verticaux et horizontaux. Les mouvements décrits ci-après permettent par leur variété de vous constituer un programme agréable et de choisir réellement ceux qui conviennent le mieux à votre morphologie.

A savoir : un excès d'entraînement (trois ou quatre heures par jour) surtout avec des charges additionnelles (poids ou lest…) peut avoir pour conséquence un assèchement de cette région, comme c'est le cas pour certaines culturistes.

Il est à noter que la zone thoracique constitue la partie la plus délicate de l'anatomie féminine, et devra donc être traitée avec précision et attention.

Elle est également la partie la plus dure à restructurer, il est donc indispensable d'effectuer des séries les plus longues possibles, à rythme lent, **sans gestes violents ou saccadés**.

Les exercices décrits dans ce chapitre sont très performants mais sollicitent également presque toujours en synergie : le dos, les épaules et bien sûr les bras. Il se peut que vous en ressentiez les conséquences, sous forme de légères courbatures au niveau des épaules, par exemple. Car même avec une attention toute particulière portée à la notion de progression de l'effort, il est souvent inévitable de ressentir, 48 heures après, une sensation de sensibilité musculaire.

Comme pour les autres parties du corps, un échauffement général ou spécifique s'impose. Il doit être effectué en **douceur**.

RAPPEL : Après avoir réalisé, par exemple, une série de 10 mouvements : reposez-vous au minimum de **10 à 30 secondes** avant de réaliser la série suivante, surtout si vous êtes débutante.

ET SURTOUT...

- Ne pas oublier de porter un soutien-gorge.
- Ne pas utiliser de petits poids dès le début de la séance.
- Se concentrer sur la respiration.
- Travailler à rythme régulier et surtout éviter de le faire d'une façon anarchique.
- Bien placer les bras symétriquement.
- Tirer la tête vers le haut.
- Si possible, se regarder dans une glace.
- Ne pas suivre un rythme musical, mais l'écouter... Pourquoi pas ?

MOUVEMENTS D'ÉCHAUFFEMENT POUR LA POITRINE À RÉALISER À RYTHME LENT, AVANT DE PASSER À LA PARTIE SPÉCIFIQUE

Les exercices ci-après peuvent être exécutés en position assise (en tailleur, sur les talons, à genoux...) ou en position debout avec les jambes fléchies, le dos toujours **bien droit**.

Exercice n° 1

Dos bien droit

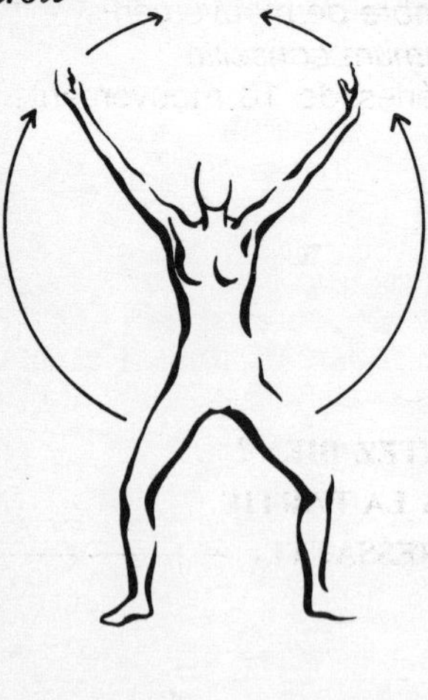

Description

Exécuter de larges cercles avec les bras légèrement fléchis dans un sens et dans l'autre. Ceux-ci se croisant devant soi.

Expirer sur la montée des cercles.

Nombre de mouvements minimum conseillé

6 cercles dans un sens, 6 cercles dans l'autre.

Exercice n° 2

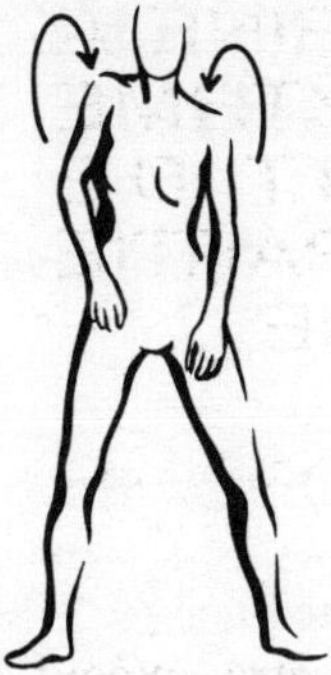

Description
Rotations des épaules dans un sens et dans l'autre.
Expirer sur une des remontées d'épaule.

Nombre de mouvements minimum conseillé
10 rotations dans un sens, 10 dans l'autre.

Exercice n° 3

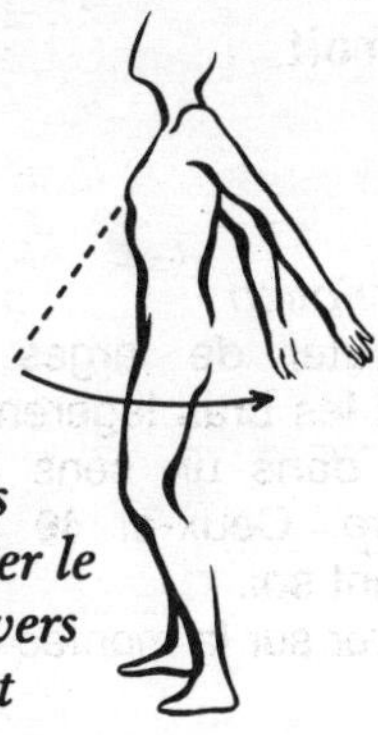

Ne pas basculer le buste vers l'avant

Description
Balancer les bras tendus de l'avant à l'arrière, **sans remonter trop le bras devant soi**.
Expirer sur le geste arrière.

Nombre de mouvements minimum conseillé
2 séries de 10 mouvements.

VOUS VOUS SENTEZ BIEN ?
ALORS PASSEZ À LA PARTIE
LA PLUS INTÉRESSANTE.

CHOISISSEZ VOS MOUVEMENTS SPÉCIFIQUES POUR VOTRE POITRINE

Bien respirer et se décontracter entre les séries.

Exercice A

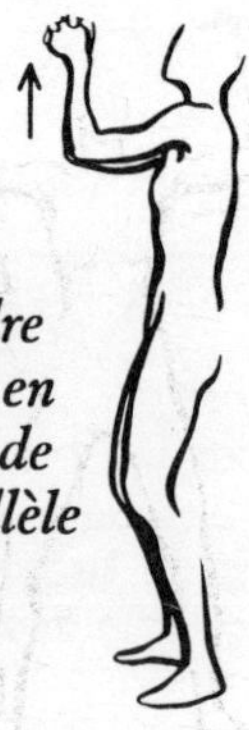

Ne pas descendre les bras en dessous de la parallèle au sol

Description
Les coudes et les mains en permanence serrés. Effectuer de petites remontées.
Expirer sur la partie haute du mouvement.

Nombre de mouvements minimum conseillé
2 séries de 15 mouvements.

Exercice B

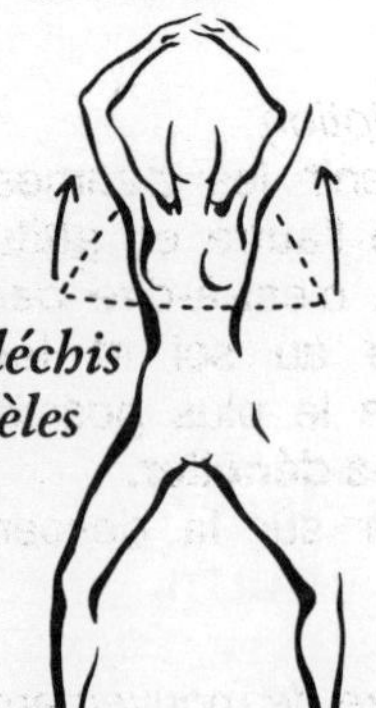

Bras fléchis parallèles au sol

Description
Doigts entrelacés, bras fléchis en permanence, les remonter de la parallèle au sol à la verticale.
Expirer sur la montée.

Nombre de mouvements minimum conseillé
2 séries de 10 mouvements.

Exercice C

Description

Placer les bras parallèles au sol, les avant-bras étant à angle droit.

Les serrer et les écarter (mouvements classiques, pour les pectoraux).

Expirer sur l'écarté.

Nombre de mouvements minimum conseillé

2 séries de 10 mouvements.

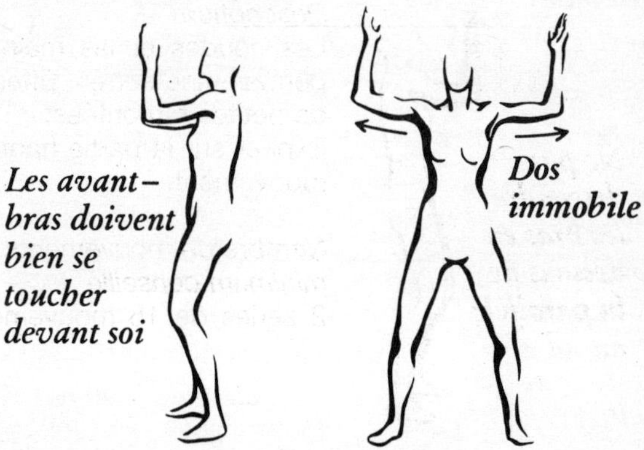

Exercice D

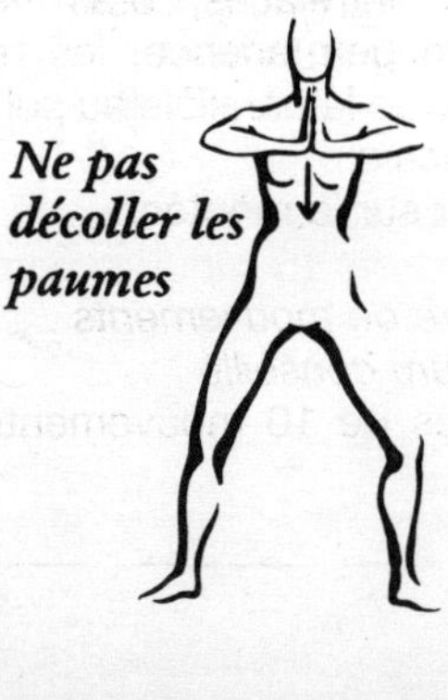

Description

Maintenir les paumes l'une contre l'autre en attitude de prière, c'est-à-dire perpendiculaire au sol et les descendre le plus possible. **Ne pas les décoller.**

Expirer sur la descente du geste.

Nombre de mouvements minimum conseillé

2 séries de 10 mouvements.

Exercice E

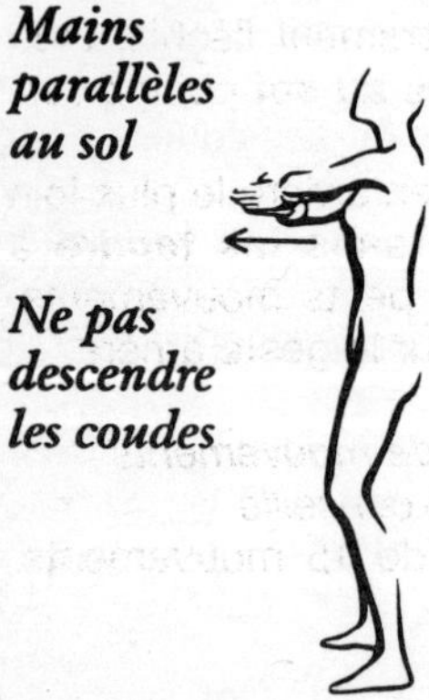

Description
Maintenir les paumes l'une contre l'autre parallèles au sol. Les éloigner et les rapprocher, du thorax à hauteur maximum.
Ne pas les décoller l'une de l'autre.
Expirer sur le rapprochement.

Nombre de mouvements minimum conseillé
2 séries de 10 mouvements.

Exercice F

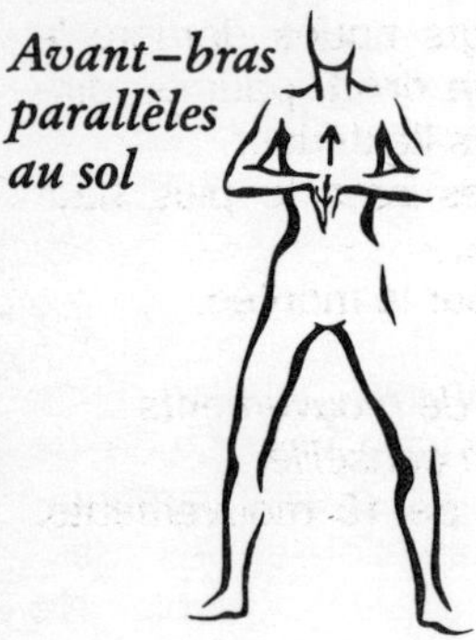

Description
Maintenir les paumes l'une contre l'autre, les doigts dirigés vers le bas et les remonter le plus possible.
Les petits doigts frôlent le thorax en permanence.
Expirer sur la montée.

Nombre de mouvements minimum conseillé
2 séries de 10 mouvements.

Exercice G

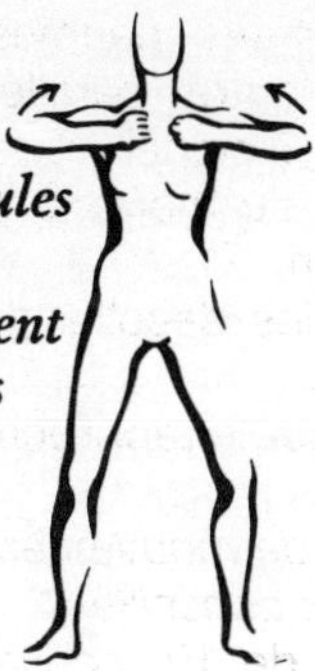
Les épaules
sont
légèrement
haussées

Description
Bras légèrement fléchis, **bien parallèles au sol** poings serrés.
Les tirer en arrière le plus loin possible, **sans les tendre** à l'aide de petits mouvements.
Expirer sur le geste arrière.

Nombre de mouvements minimum conseillé
2 séries de 15 mouvements.

Exercice H

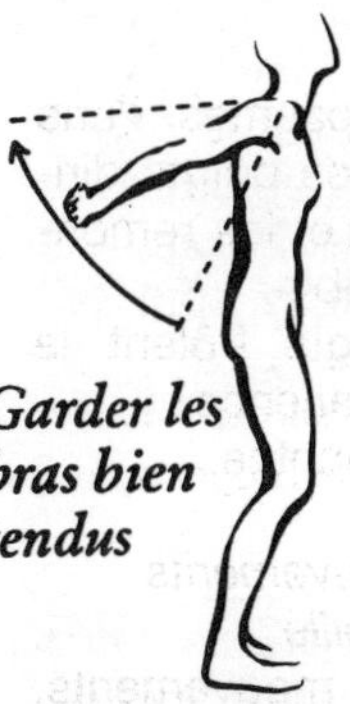
Ne pas
pencher le
buste vers
l'avant
Garder les
bras bien
tendus

Description
Les doigts noués derrière le dos, **bien droit**, paumes dirigées vers l'extérieur.
Élever les bras le plus haut possible.
Expirer sur la montée.

Nombre de mouvements minimum conseillé
2 séries de 15 mouvements.

Exercice I

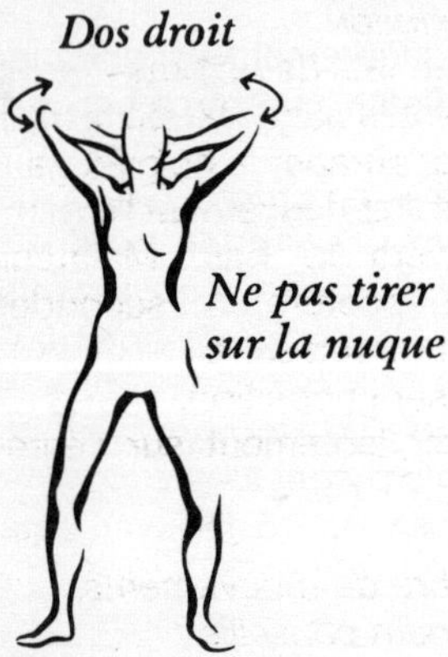

Description
Les doigts noués, derrière la nuque, rapprocher les coudes le plus possible vers l'avant et les tirer au maximum vers l'arrière.
Expirer sur le geste arrière.

Nombre de mouvements minimum conseillé
2 séries de 15 mouvements.

Exercice J

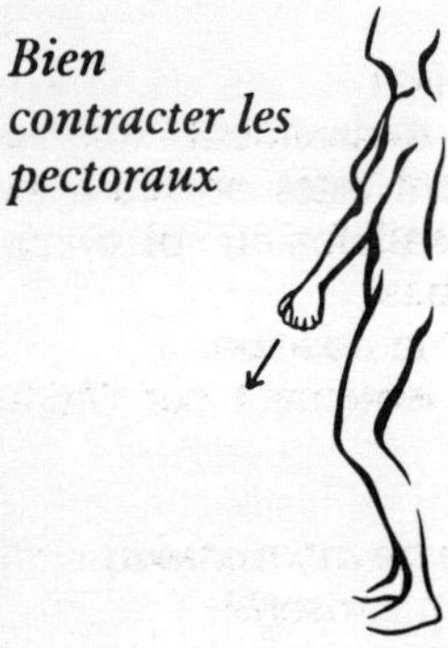

Description
Les bras tendus devant soi, les doigts noués. Tirer au maximum les bras vers le bas en contractant les pectoraux durant 5 secondes, puis relâcher. Les paumes sont dirigées vers le sol.
Expirer lentement sur la contraction.

Nombre de mouvements minimum conseillé
2 séries de 5 mouvements.

Exercice K

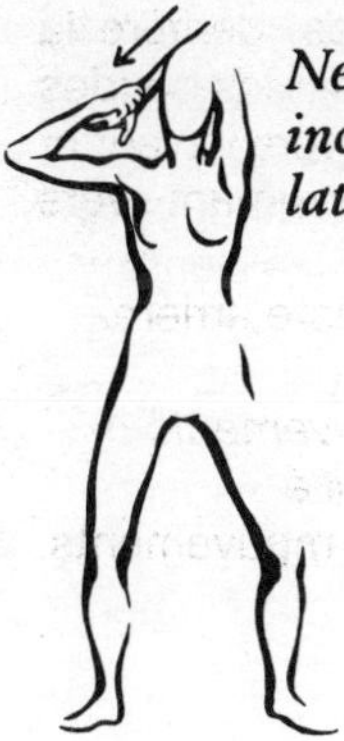

Ne pas incliner le dos latéralement

Description

Placer les deux bras fléchis derrière la nuque. Avec la main droite, attraper le poignet gauche et tirer **doucement** l'ensemble vers le bas. Maintenir cette posture 5 secondes avant de relâcher.

Inverser la position.

Expirer lentement sur l'étirement.

Nombre de mouvements minimum conseillé

5 mouvements de chaque côté.

Exercice L

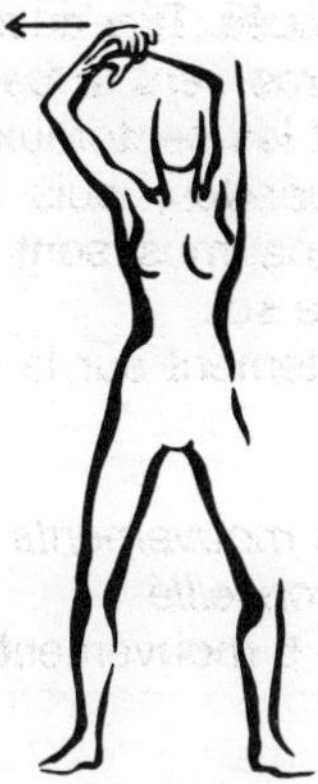

Description

Même mouvement que le précédent mais en tirant les bras **parallèles au sol**, et non vers le bas.

Inverser la position.

Expirer lentement sur l'étirement.

Nombre de mouvements minimum conseillé

5 mouvements de chaque côté.

Exercice M

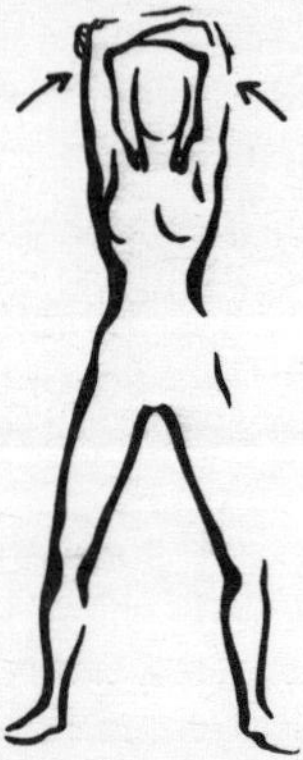

Description

Attraper les coudes avec les mains (ou les avant-bras) et les placer au-dessus de la tête. Les étirer lentement vers l'arrière, puis revenir en position initiale.

Expirer sur l'étirement.

Nombre de mouvements minimum conseillé

2 séries de 10 mouvements.

Exercice N

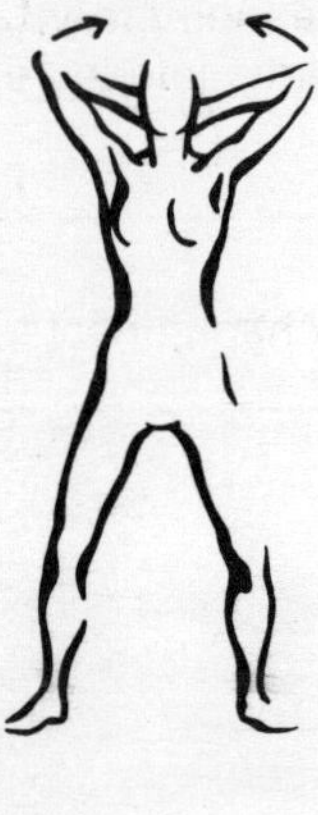

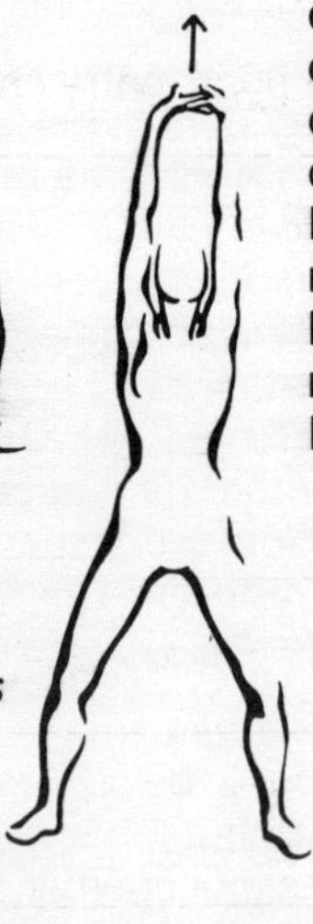

Paumes dirigées vers le haut

Description

Les mains nouées derrière la nuque. Tirer les coudes le plus loin possible en arrière. Garder l'extension arrière 5 secondes. Étendre les bras et conserver l'extension verticale 5 secondes.

Bien alterner les deux mouvements.

Ne pas prendre appui sur la nuque.

Expirer sur l'extension.

Nombre de mouvements minimum conseillé

2 séries de 6 mouvements (1 mouvement = les 2 étirements).

Exercice O

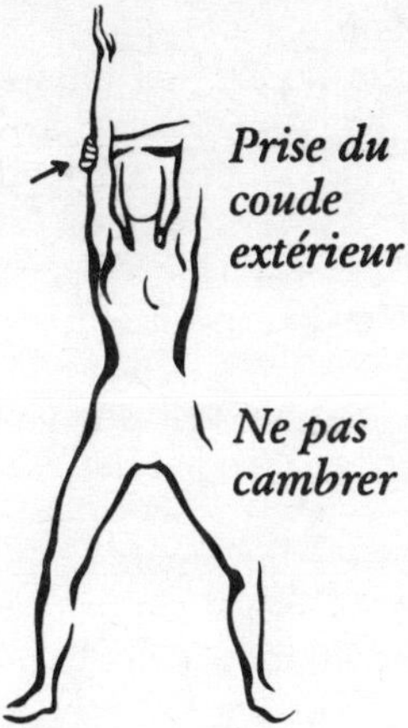

Description

Le bras droit tendu à la verticale, en attraper le coude, avec la main gauche et le tirer lentement vers l'arrière. Garder l'extension durant 5 secondes.

Inverser la position.

Expirer sur le geste arrière.

Nombre de mouvements minimum conseillé

2 séries de 8 mouvements.

Exercice P

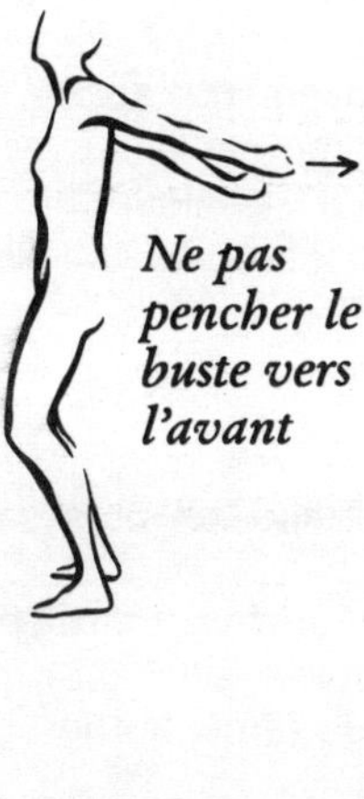

Description

Tendre les bras, les poings serrés, le plus loin possible en arrière, puis relâcher.

Ne pas les ramener trop vers l'avant sur la phase de relâchement.

Rester 5 secondes sur l'extension.

Expirer sur l'arrière.

Nombre de mouvements minimum conseillé

2 séries de 6 mouvements.

Exercice Q

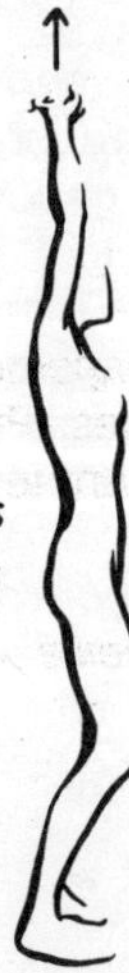

Ne pas creuser les lombaires

Description
Les doigts noués, les bras à la verticale, les tirer au maximum vers le haut en alternant les paumes vers le haut et vers le bas.
Maintenir chaque position 5 secondes.
Expirer lorsque les paumes sont dirigées vers le haut.

Nombre de mouvements minimum conseillé
2 séries de 8 mouvements.

Exercice R

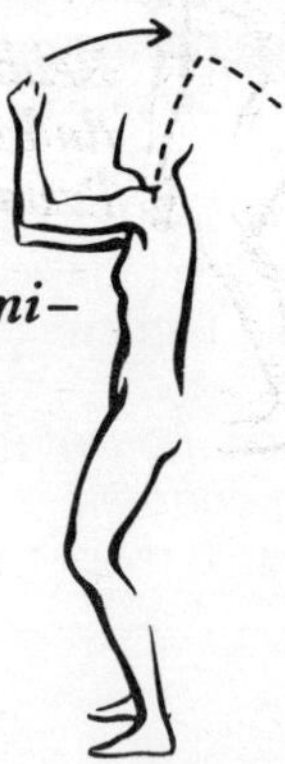

Bras semi-fléchis

Cet exercice très spécifique constitue une des variantes du mouvement appelé en musculation « le pull-over » (il est souvent pratiqué avec un poids de 0,5 kg à 3 kg). Il est très connu.

Description
Faire passer de la parallèle au sol à l'arrière les bras semi-fléchis.
Les doigts peuvent être entrelacés ou tenir un petit poids.
Expirer en ramenant les bras devant soi.

Nombre de mouvements minimum conseillé
3 séries de 10 mouvements à rythme lent.

Clore cet entraînement par l'étirement vertical suivant :

Exercice S

Description
Les jambes bien fléchies.
Tirer les bras au maximum, dans le prolongement des articulations des épaules durant 8 secondes. Puis relâcher progressivement la tension en arrondissant le dos.
Expirer sur l'extension.

Nombre de mouvements minimum conseillé
3 fois.

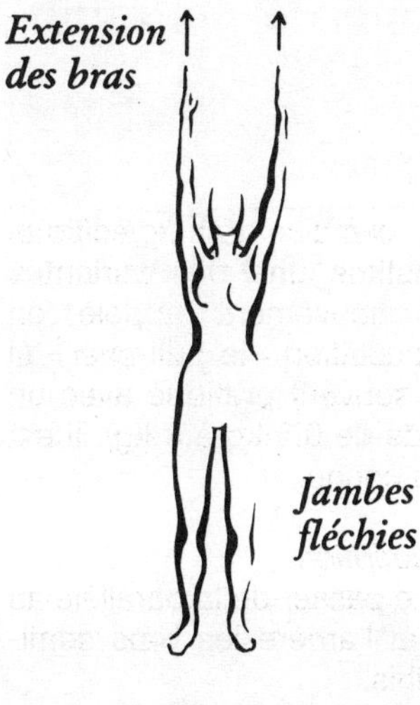

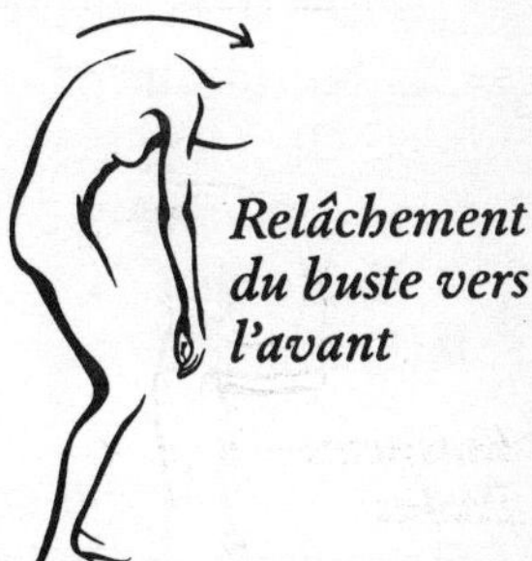

VOUS NE SAVEZ PAS QUELS EXERCICES PRATIQUER ?

Voici trois exemples de plan d'entraînement

Vous êtes débutante ?

Vous ne disposez que de dix minutes par jour ?

Alors, suivez ce petit programme.
Exercices à exécuter sur la base du nombre de séries minimum proposées dans ce chapitre.

Pour s'échauffer :

- Exercice 1.
- Exercice 3.

Pour galber et tonifier la poitrine :

- Exercice A (travail en ligne verticale). (A votre rythme.)
- Exercice C (travail en ligne horizontale). (A votre rythme.)
- Exercice F (travail en ligne verticale). (A votre rythme.)

Ne pas oublier l'étirement dorsal final S.

Vous êtes débutante ?

Vous disposez de vingt minutes trois fois par semaine ?

Alors, suivez ce programme.
Exercices à exécuter sur la base du nombre de séries minimum proposées dans ce chapitre.

Pour s'échauffer :

- Exercice 1.
- Exercice 2.

Pour galber et tonifier la poitrine :

- Exercice D (travail en ligne verticale). (A votre rythme.)
- Exercice E (travail en ligne horizontale). (A votre rythme.)
- Exercice K (travail en ligne verticale). (A votre rythme.)
- Exercice C (travail en ligne horizontale). (A votre rythme.)
- Exercice Q (travail en ligne verticale). (A votre rythme.)

Ne pas oublier l'étirement dorsal final S.

Vous êtes très motivée !

Vous avez déjà pratiqué certains de ces mouvements.

Vous disposez de vingt minutes, trois fois par semaine.

Alors, suivez ce programme :

Pour s'échauffer :

- Exercice 1 (8 cercles dans 1 sens, 8 dans l'autre).
- Exercice 2 (15 rotations dans 1 sens, 15 dans l'autre).
- Exercice 3 (3 séries de 10 mouvements).

Pour galber et tonifier la poitrine :

- Exercice C (travail en ligne horizontale 3 séries de 10 mouvements). (A votre rythme.)
- Exercice A (travail en ligne verticale 3 séries de 15 mouvements). (A votre rythme.)
- Exercice G (travail en ligne horizontale 3 séries de 20 mouvements). (A votre rythme.)
- Exercice H (travail en ligne verticale 4 séries de 15 mouvements). (A votre rythme.)

Ne pas oublier l'étirement dorsal final S.
Pensez à bien respirer !

CHAPITRE 4

N'OUBLIEZ PAS VOTRE DOS...

- **Sachez que...**
- **Et surtout...**
- **Exercices d'échauffement pour le dos.**
- **Choisissez vos exercices spécifiques de renforcement musculaire dorsal :**

  Exercices en position debout.
  Exercices en position au sol.
  Exercices d'étirement dorsal avec bâton (ou manche à balai).
- **Vous ne savez pas quels exercices pratiquer ?**
  Voici trois exemples de plan d'entraînement.

Certaines, d'entre vous souffrent de carences [illegible] [illegible] [illegible] [illegible] [illegible] les exercices [illegible] sont donc de pallier [illegible] [illegible] une [illegible] [illegible] [illegible]

[illegible] pas de [illegible] [illegible] [illegible] cas au [illegible] ou la rééducation.

Comme pour toutes les autres [illegible], ces exercices d'assouplissement [illegible] aux mouvements [illegible] vous sont proposés, il est conseillé de ne pas les [illegible].

Pensez à les réaliser en intensité très progressive.

Vous pouvez bien sûr utiliser [illegible] si vous désirez prendre un peu de volume au niveau des bras, mais si ce n'est pas le cas, il suffit de s'entraîner en séries longues. Cela donne d'excellents résultats et conserve aux muscles leur aspect longiligne. Les exercices [illegible] ne sont pas à effectuer en mouvements de petite amplitude, mais au contraire, en écart maximal, sans brusquerie, afin de conserver ou d'acquérir la souplesse.

SACHEZ QUE...

Certaines d'entre vous souffrent de douleurs dorsales, tout simplement à cause d'une insuffisance musculaire ; les exercices de ce chapitre se proposent donc de pallier cette défaillance en vous redonnant une musculature équilibrée et harmonieuse.

Ils ne s'adressent qu'à des personnes **ne présentant pas de traumatisme** et **n'appartiennent en aucun cas au domaine de la rééducation**.

Comme pour toutes les autres parties du corps, des exercices d'échauffement préalables aux mouvements spécifiques vous sont proposés, il est conseillé de ne **pas les occulter**.

Pensez à les **réaliser en intensité très progressive**.

Vous pouvez bien sûr utiliser des petits poids si vous désirez prendre un peu de volume au niveau des bras, mais si ce n'est pas le cas, il suffit de s'entraîner en séries longues. Cela donne d'excellents résultats et conserve aux muscles leur aspect longiligne. Les exercices décrits ci-après ne sont pas à effectuer en mouvements de petite amplitude, mais au contraire, en écart maximal, sans brusquerie, afin de conserver ou d'acquérir la souplesse.

ET SURTOUT...

- Ne pas se mouvoir brutalement.
- Bien respecter les temps de récupération entre les séries (de 5 à 20 secondes) et entre les différents exercices (30 secondes à 1 minute), et ne les diminuer que progressivement.
- Exercices à exécuter en permanence avec les jambes fléchies et écartées.
- Avoir toujours les talons sur la même ligne.
- Ne pas faire l'impasse sur l'échauffement.
- Travailler toujours de façon symétrique.
- Avoir la colonne vertébrale bien droite.
- Travailler en alternance en plan vertical et en plan horizontal.
- Ne pas hésiter à inclure **un exercice d'étirement dorsal** au milieu de votre programme de renforcement musculaire.

EXERCICES D'ÉCHAUFFEMENT POUR LE DOS

A exécuter à rythme lent.
A réaliser avec les jambes fléchies.

Exercice n° 1

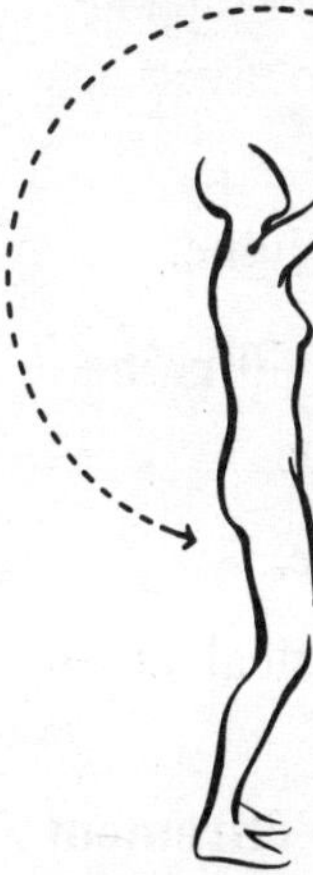

Bras souples

Les cercles sont exécutés de chaque côté des hanches

Description
Exécuter un cercle **latéral d'un bras après l'autre** vers l'arrière (comme pour le dos crawlé).
Expirer lorsque l'un des deux membres se trouve à l'arrière.

Nombre de mouvements minimum conseillé
6 rotations de chaque bras.

Exercice n° 2

Relâcher la nuque

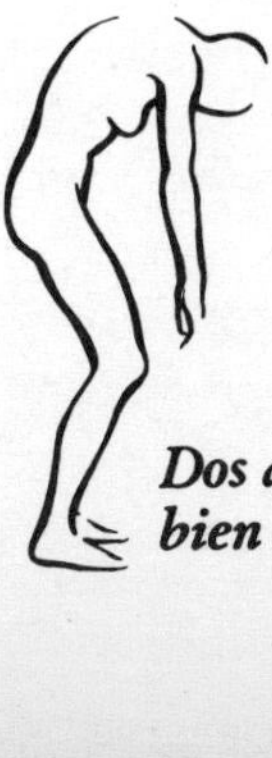

Dos arrondi, bien relâché

Description
A partir de la position verticale, arrondir l'ensemble du dos et rester 5 secondes dans cette posture.
Expirer très lentement lorsque le dos est rond.

Nombre de mouvements minimum conseillé
5 mouvements.

Exercice n° 3

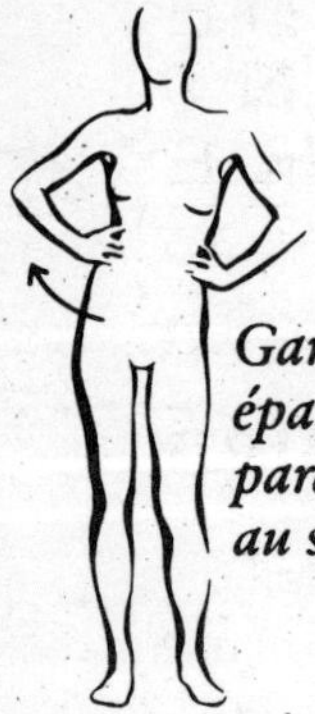

Garder les épaules parallèles au sol

Description
Les jambes écartées de la largeur des hanches, monter une hanche après l'autre.
Expirer sur la montée.

Nombre de mouvements minimum conseillé
8 mouvements de chaque côté.

C'est tout ! Vous pouvez commencer l'entraînement spécifique !

CHOISISSEZ VOS EXERCICES DE RENFORCEMENT MUSCULAIRE DORSAL

Exercices en position debout

Plan vertical = bras perpendiculaire au sol.
Plan horizontal = bras parallèles au sol.

A exécuter avec les jambes en flexion.

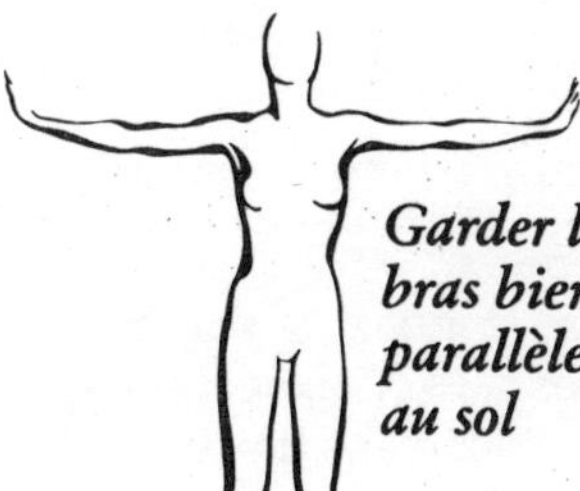

Garder les bras bien parallèles au sol

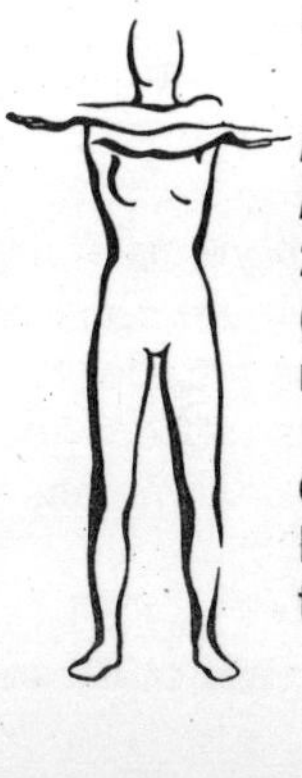

Exercice A (travail en plan horizontal)

Description
Les bras tendus parallèles au sol.
Les croiser devant soi et les tirer à l'arrière.
Expirer sur la phase 2.

Nombre de mouvements minimum conseillé
2 séries de 15 mouvements (une série lente, une série rapide en alternance).

Objectif
Renforcement musculaire du tronc et du décolleté.

Exercice B (travail en plan vertical)

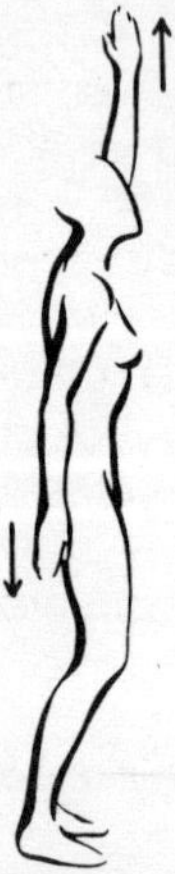

Description
Élever en alternance un bras tendu avec l'autre, dans l'axe de l'articulation.
Expirer sur un des deux gestes.

Nombre de mouvements minimum conseillé
3 séries de 10 mouvements, à rythme assez rapide.

Objectif
Renforcement musculaire du haut et du milieu du dos.

NOTA : cet exercice complète de façon intéressante le précédent.

Exercice C (travail en plan horizontal)

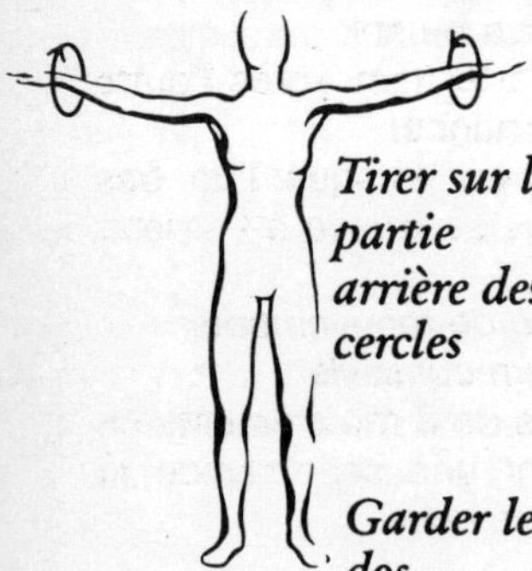

Description
Les bras tendus à l'arrière, parallèles au sol, exécuter de petits cercles dans un sens et dans l'autre.
Expirer sur une des remontées de cercle.

Nombre de mouvements minimum conseillé
2 séries de 8 mouvements dans un sens, puis dans l'autre à rythme assez rapide.

Objectif
Renforcement musculaire du haut et du milieu du dos.

Exercice D (travail en plan vertical)

Ne pas pencher le dos en avant

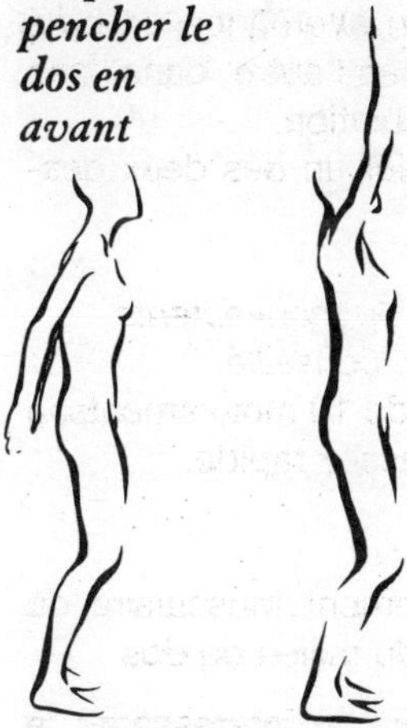

Description
Se toucher les mains en alternance derrière le dos, et au-dessus de la tête.
Les bras sont le plus tendus possible.
Expirer sur la montée du bras.

Nombre de mouvements minimum conseillé
2 séries de 8 mouvements.

Objectif
Renforcement musculaire général du dos.

Exercice E (travail en plan horizontal)

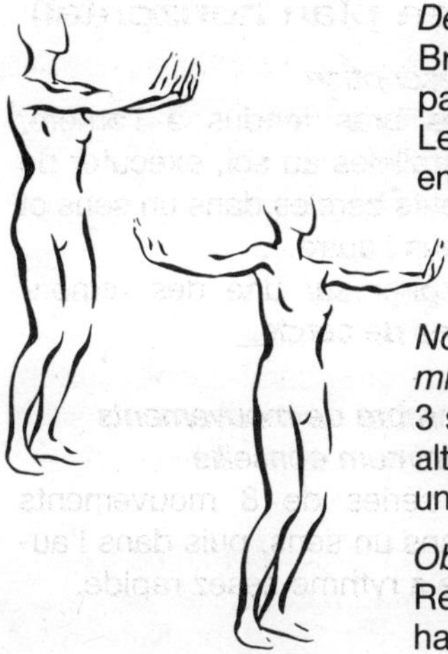

Description
Bras devant soi, serrés et parallèles au sol.
Les écarter l'un après l'autre en alternance.
Expirer lorsque l'un des bras se trouve à l'arrière.

Nombre de mouvements minimum conseillé
3 séries de 8 mouvements en alternant une série rapide et une série lente.

Objectif
Renforcement musculaire du haut du dos.

Exercice F (travail en plan vertical)

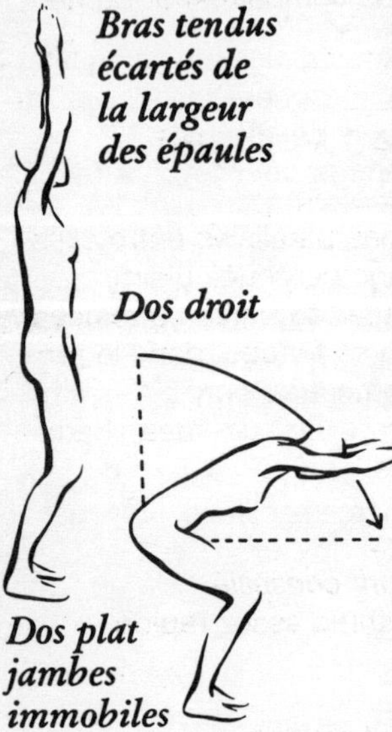

Description
Jambes et pieds parallèles (écartés de la largeur des hanches), fléchir le buste à l'avant, à partir de la position verticale. Garder en permanence les bras dans le prolongement du corps.
Expirer sur la flexion du tronc.

Nombre de mouvements minimum conseillé
3 séries de 8 mouvements à rythme lent.

Objectif
Renforcement musculaire du **bas** (lombaires) et du haut du dos.

Exercice G (travail en plan horizontal)

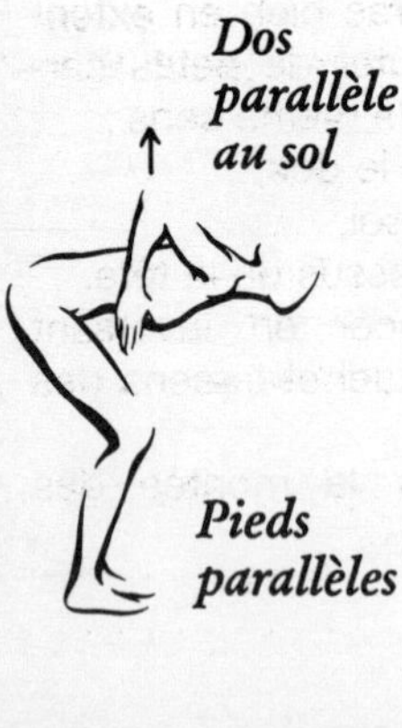

Description
Fléchir le buste vers l'avant, les jambes dans l'axe des articulations, les hanches et pieds parallèles.
Les bras semi-fléchis, les remonter le plus haut possible.
Expirer sur la montée.

Nombre de mouvements minimum conseillé
3 séries de 10 mouvements à rythme moyen.

Objectif
Renforcement musculaire **du bas** (lombaires) et du haut du dos.

Exercice H (travail plan vertical)

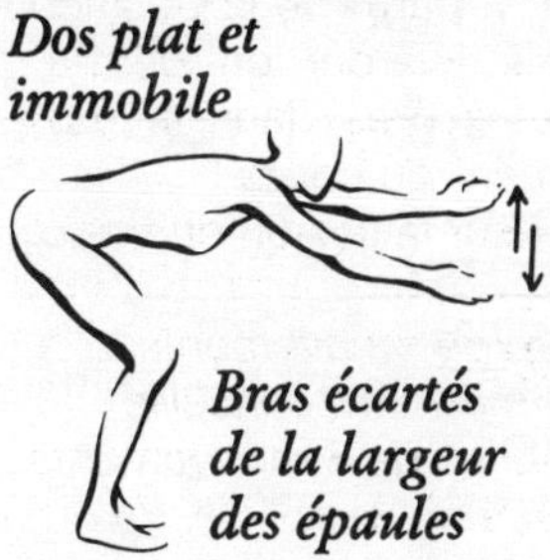

Description
Jambes parallèles entre elles, le tronc perpendiculaire.
Exécuter de petits battements des bras tendus, dans le prolongement du corps.
Expirer sur un des battements.

Nombre de mouvements minimum conseillé
3 séries de 10 mouvements à rythme assez rapide.

Objectif
Renforcement musculaire du haut du dos.

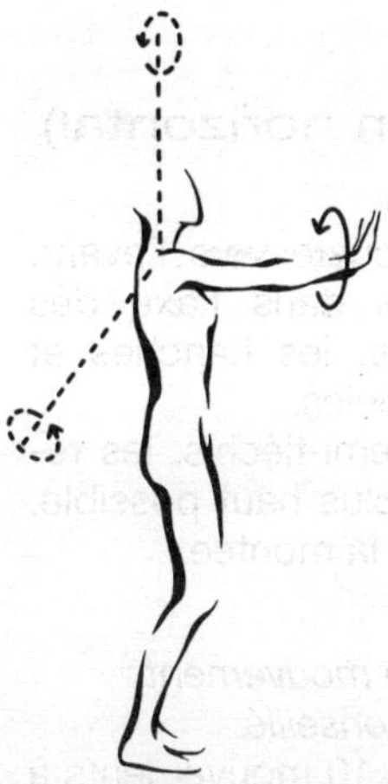

Exercice I (travail en plan mixte)

Description
Avec les bras bien en extension, exécuter de petits cercles, dans le même sens :
— derrière le dos,
— devant soi,
— et au-dessus de la tête.
Recommencer en inversant l'ordre gestuel et le sens des cercles.
Expirer sur la montée des cercles.

Nombre de mouvements minimum conseillé
2 séries de 15 petits cercles dans un sens et dans l'autre.

Objectif
Renforcement musculaire du haut et du milieu du dos.

Exercice J (travail en plan mixte)

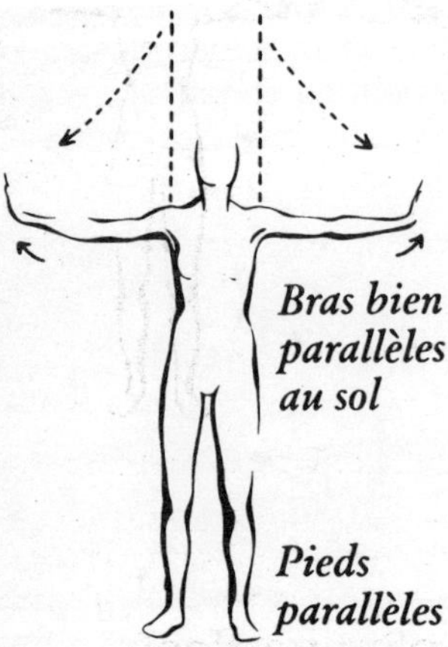

Description
Élever les bras bien tendus à la verticale.
Puis les écarter à l'horizontale le plus loin possible.
Expirer sur les gestes à l'horizontale.

Nombre de mouvements minimum conseillé
3 séries de 8 mouvements.

Objectif
Renforcement musculaire du haut et du milieu du dos.

Exercice K (travail en plan mixte)

Description
Les mains sur les épaules.
Toucher les paumes devant et derrière soi, en revenant à chaque fois les mains sur les épaules.
Expirer sur un des mouvements à l'arrière.

Nombre de mouvements minimum conseillé
2 séries de 6 enchaînements (1 enchaînement = mains aux épaules — paumes avant et arrière — mains aux épaules).

Objectif
Renforcement musculaire du haut et du milieu du dos.

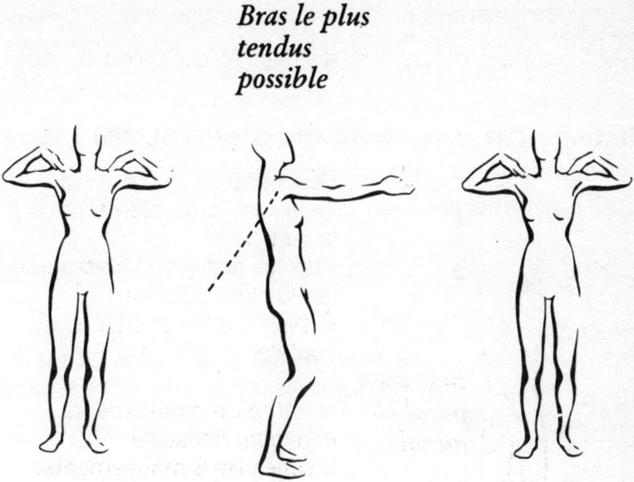

Exercice L (travail en plan vertical)

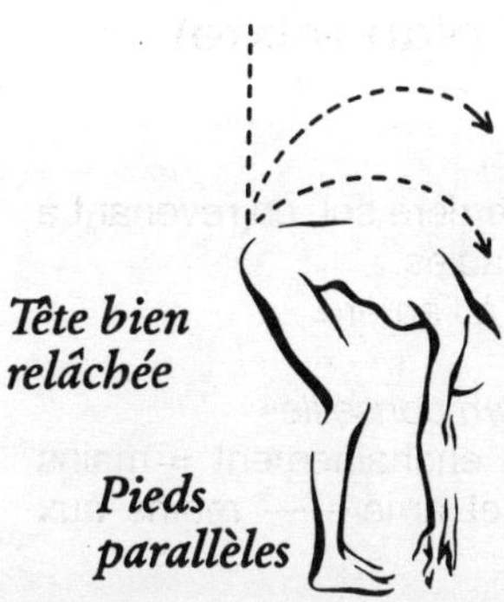

Description
Jambes semi-fléchies et **immobiles**, fléchir le buste le plus bas possible à l'avant et le redresser. **Remonter très lentement vertèbre par vertèbre.**
Expirer avec attention et lenteur sur la remontée.

Nombre de mouvements minimum conseillé
4 mouvements à rythme lent.

Objectif
Décontraction et étirement doux général de la colonne vertébrale.

NOTA : cet exercice peut clore un entraînement.
Il peut s'intercaler entre deux séries afin de servir de temps de récupération active, par exemple.

Inclure l'exercice d'étirement suivant, dans votre programme, avant de commencer à travailler au sol par exemple !

Exercice M

Description
Jambes écartées, fléchies, les pieds parallèles, poser les main au sol, le **plus loin possible** devant soi **sans décoller les talons.**
Étirer ainsi la colonne vertébrale.
Rester quelques secondes dans cette position.
Ramener les mains près des talons.
Dérouler le dos pour se relever.
Bien expirer sur l'extension.

Nombre de mouvements minimum conseillé
3 mouvements exécutés **d'une façon très contrôlée et très lente.**

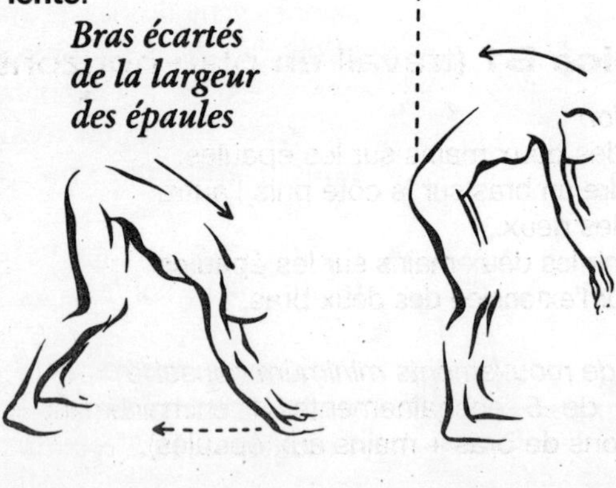

Exercices en position au sol

Choisissez votre position de jambes (en tailleur ou à genoux, par exemple), avec un seul impératif :
Avoir le dos le plus droit possible !

Exercice A1 (travail en plan vertical)

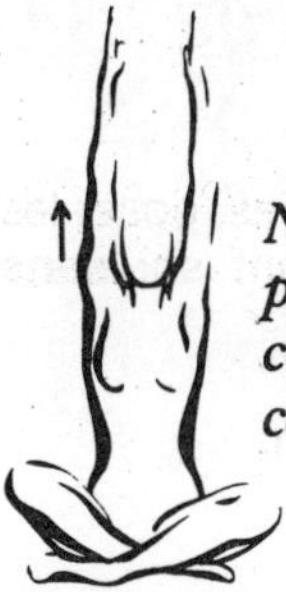

Ne pas pencher le corps sur le côté

Description
Les bras à la verticale.
Hausser une épaule après l'autre.
Expirer sur la montée.

Nombre de mouvements minimum conseillé
10 mouvements de chaque côté à rythme moyen.

Objectif
Renforcement musculaire du haut du dos (ceinture scapulaire).

Exercice B1 (travail en plan horizontal)

Description
A partir des deux mains sur les épaules.
— Étendre un bras sur le côté puis l'autre.
— Puis les deux.
— Revenir les deux mains sur les épaules.
Expirer sur l'extension des deux bras.

Nombre de mouvements minimum conseillé
2 séries de 5 enchaînements (1 enchaînement = les 3 extensions de bras + mains aux épaules).

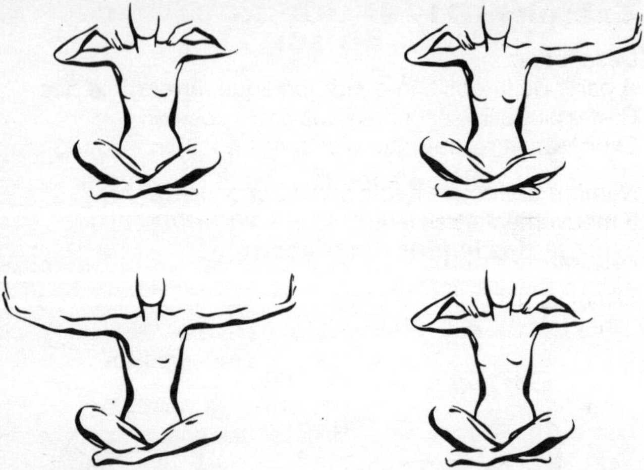

Objectif
Renforcement musculaire du haut du dos.

Exercice C1

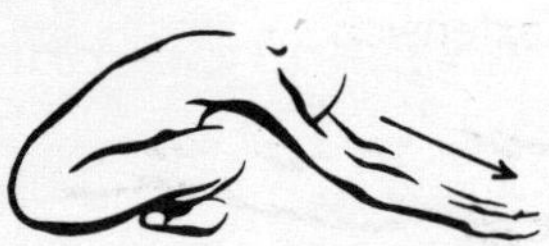
Garder le dos le plus plat possible
Ne pas décoller les fessiers du sol
Bras écartés de la largeur des épaules

Description
Étirer les bras le plus loin possible devant soi en fléchissant bien le buste vers l'avant.
Regarder devant soi et non vers le sol.
Expirer très lentement sur cet étirement.

Nombre de mouvements minimum conseillé
3 à 4 mouvements exécutés très doucement.

Objectif
Étirement général de la colonne vertébrale.

Exercice D1

Description
A partir de la position quadrupédique, arrondir le dos.
Rester plusieurs secondes dans cette position.
Expirer puis revenir dos plat sur la position « dos rond ».

Nombre de mouvements minimum conseillé
3 mouvements très lents.

Objectif
Étirement général de la colonne vertébrale.

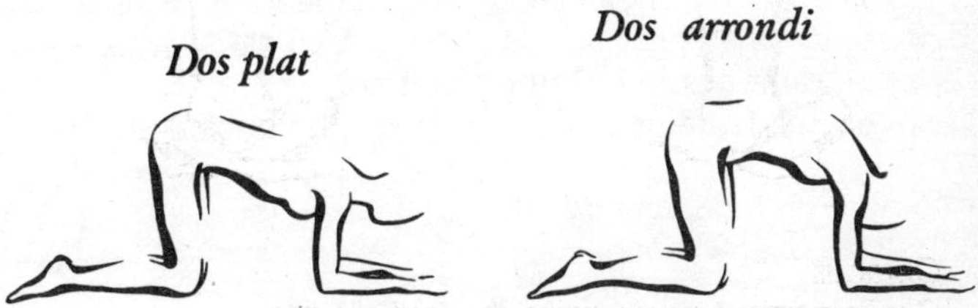

Jambes et bras perpendiculaires

Exercice E1

Description
En position allongée, une serviette roulée sous la taille (pour éviter de cambrer).
Étirer les bras et jambes simultanément.
Rester ainsi quelques secondes puis relâcher.
Expirer lentement sur cette extension.

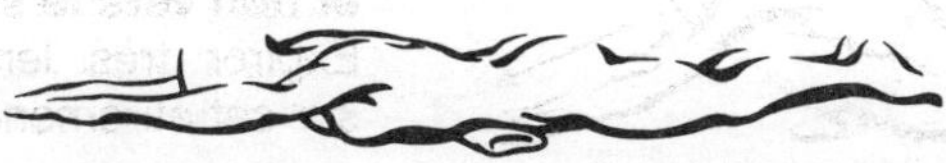

Serviette roulée sous la taille

Nombre de mouvements minimum conseillé
5 étirements.

Objectif
Étirement général de la colonne vertébrale.

Exercices d'étirement dorsal avec bâton (ou manche à balai)

Garder en permanence les jambes fléchies et bien écartées.

Exercice A2 (travail en plan vertical)

Description
Placer le bâton en élévation et pratiquer une extension arrière, avec les bras fléchis et tendus en alternance.
Ne pas ramener le bâton devant soi.
Expirer très lentement, sur un de ces deux placements.

Nombre de mouvements minimum conseillé
2 séries de 6 enchaînements (1 enchaînement = les 2 extensions) à exécuter **très doucement**.

Objectif
Assouplissement du haut du dos.

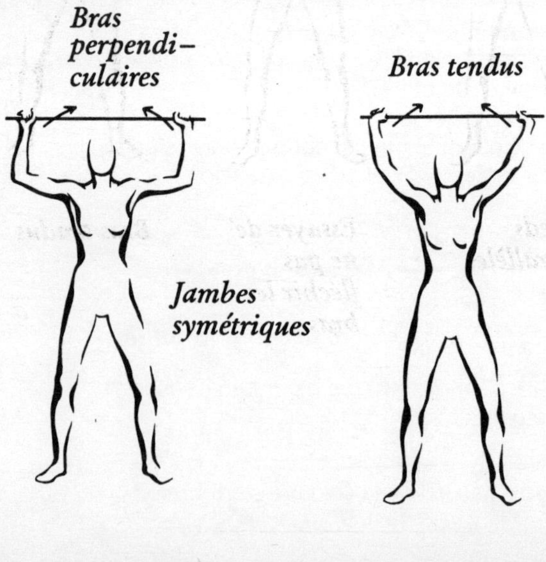

Exercice B2

Description
Passage avant-arrière du bâton, les bras le plus tendus possible.
Expirer lorsque le bâton est à l'arrière.

Nombre de mouvements minimum conseillé
2 séries de 6 mouvements à réaliser à rythme moyen.

NOTA : Écarter les bras, de sorte que les omoplates se touchent lors du passage du bâton de l'avant à l'arrière.

Objectif
Assouplissement du haut et du milieu du dos.

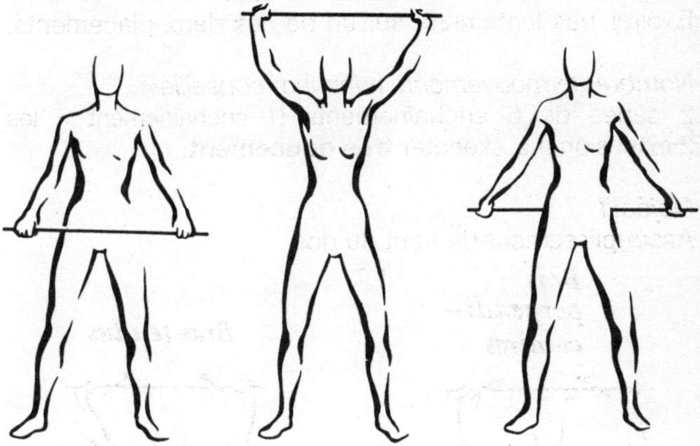

Pieds parallèles — ***Essayer de ne pas fléchir les bras*** — ***Bras tendus***

Exercice C2

Bâton devant soi au centre des jambes écartées

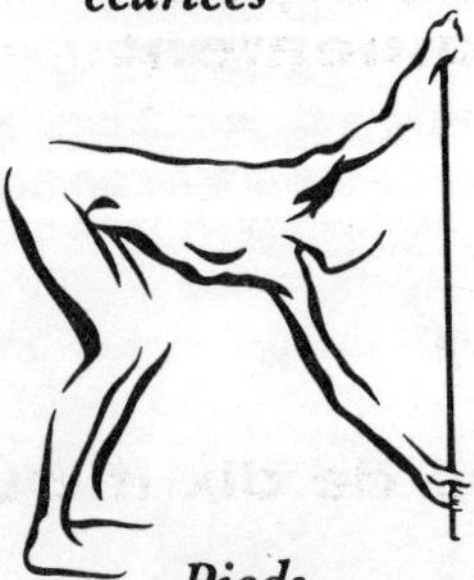

Pieds parallèles

Description
Le buste fléchi vers l'avant, le bâton posé verticalement au sol, placer celui-ci le plus loin possible de soi, **les mains ayant une prise très écartée**. Rester 5 secondes dans cette attitude d'étirement, puis inverser la position des mains avant de recommencer (la main qui était en haut passe en bas, et vice-versa).
Expirer lentement sur l'une de ces positions d'étirement.

Nombre de mouvements minimum conseillé
6 mouvements.

VOUS NE SAVEZ PAS QUELS EXERCICES PRATIQUER ?

Voici trois exemples de plan d'entraînement

Vous êtes débutante ?

Vous ne disposez que de dix minutes par jour ?

Alors suivez ce petit programme.
Exercices à exécuter sur la base du nombre de séries minimum proposées dans ce chapitre.

Pour s'échauffer :

- Exercice 1.
- Exercice 2.

Pour tonifier et assouplir le dos :

- Exercice A (travail en plan horizontal). (Alterner une série rapide avec une lente.)
- Exercice D (travail en plan vertical). (A votre rythme.)
- Exercice B (travail en plan horizontal). (A votre rythme.)

N'oubliez pas de vous étirer à l'aide de l'exercice C1, par exemple.

Vous êtes débutante ?

Vous disposez de vingt minutes trois fois par semaine ?
Alors suivez ce programme.

Exercices à exécuter sur la base du nombre de séries minimum proposées dans ce chapitre.

Pour s'échauffer :

- Exercice 1.
- Exercice 2.
- Exercice 3.

Pour tonifier et assouplir le dos :

- Exercice A (travail en plan horizontal). (Alterner une série rapide avec une lente.)
- Exercice D (travail en plan vertical). (A votre rythme.)
- Exercice C (travail en plan horizontal). (Rythme assez soutenu.)
- Exercice A1 (travail en plan vertical). (Rythme moyen.)
- Exercice A2 (travail en plan vertical). (Rythme lent.)

Clore avec l'étirement dorsal C2 !

Vous êtes très motivée !

Vous avez déjà pratiqué certains de ces mouvements.

Vous disposez de vingt minutes trois fois par semaine.

Alors suivez ce programme :

Pour s'échauffer :

- Exercice 1.
- Exercice 2.
- Exercice 3.

Pour tonifier et assouplir votre dos :

- Exercice A (3 séries de 20 mouvements). (Alterner une série rapide avec une lente.)
- Exercice B (3 séries de 20 mouvements). (A votre rythme.)
- Exercice E (3 séries de 15 mouvements). (Alterner une série rapide avec une lente.)
- Exercice A2 (3 séries de 6 enchaînements). (Rythme lent.)
- Exercice B2 (2 séries de 8 mouvements). (Rythme lent.)

Après cet effort : étirez-vous bien à l'aide de l'exercice D1.

PENSEZ À BIEN CONTRÔLER VOS TEMPS DE RÉCUPÉRATION !

CHAPITRE 5

AFFINEZ VOTRE TAILLE...

- **Vous vous en doutiez...**
- **Et surtout...**
- **Exercices d'échauffement pour la taille.**
- **Choisissez vos exercices spécifiques pour la taille :**
  Exercices en position debout.
  Exercices en position au sol.
  Exercices avec bâton (ou manche à balai) en position debout.
  Trois exercices d'étirement pour clore votre programme ou s'y intercaler. Pour vous détendre.
- **Vous ne savez pas quels exercices pratiquer ?**
  Voici trois exemples de plan d'entraînement.

Taille fine, souplesse des reins, laquelle d'entre vous n'a pas rêvé en regardant une photo de star ?

VOUS VOUS EN DOUTIEZ...

Les muscles qui la composent au sens général sont les abdominaux, dont le petit oblique, le grand oblique, le grand droit, le transverse et les muscles paravertébraux. Il est essentiel de la travailler **en souplesse et en séries longues**. Les exercices attenants sont, en général, agréables, et ils s'exécutent réellement avec plaisir. Les culturistes possèdent une taille très mince, grâce à la pratique répétée de rotations, notamment avec un bâton de culture physique.

Votre buste est une des parties du corps qui se sculpte le plus facilement, si l'on y consacre le temps nécessaire. Son aspect a un lien évident avec le maintien dorsal que l'on a tout au long de la journée. Si vous avez des problèmes dorsaux notamment au niveau des lombaires, abstenez-vous de pratiquer ces exercices, **ils ne concernent que les personnes ne souffrant pas de douleurs vertébrales**.

Comme pour toutes les parties du corps, un échauffement préalable spécifique ou général s'avère de rigueur. Il est important de faire la différence entre les exercices de mise en route, qui ne servent qu'**à mettre les muscles en action**, et les exercices de musculation, qui eux ont pour but **la transformation physique et physiologique**.

RAPPEL : Après avoir réalisé par exemple une série de 10 mouvements, reposez-vous bien, au minimum de 10 à 30 secondes, avant de réaliser la série suivante.

ET SURTOUT...

- Ne pas avoir les jambes en extension lors de l'exécution d'un exercice **afin d'éviter tout risque de cambrure**.
- Bien expirer sur l'effort.
- Ne pas laisser retomber la tête en exécutant un mouvement : regarder toujours devant soi.
- Les rotations de buste doivent toujours être amorcées **avec lenteur**.
- Les jambes restent positionnées en écart symétrique.
- Bien récupérer entre les séries et entre les différents exercices.
- Si l'on désire augmenter l'intensité, ou la durée (ou les deux) de son entraînement parce que l'on dispose inopinément de plus de temps :
  Ne pas le faire brutalement.
  La progression se fera par des stades d'augmentation de 5 à 10 % si l'on est débutante, et de 10

à 20 % si l'on est plus confirmée, tous les quinze jours.

- **Exemple au niveau de la durée :**
  Si l'on commence avec une séance de 5 minutes et que l'on est néophyte, ce n'est qu'au bout d'un mois que l'on s'entraînera doucement 20 minutes.
- **Quant au niveau de l'intensité :**
  Si l'on est confirmée et que l'on pratique, par exemple, 30 rotations à la suite, il n'y a qu'au bout de quinze jours que l'on en fera 36, si l'on suit sérieusement un plan de progression.
- Diminuer les temps de récupération très doucement, après deux ou trois mois de pratique.

EXERCICES D'ÉCHAUFFEMENT DE LA TAILLE

Exercice n° 1

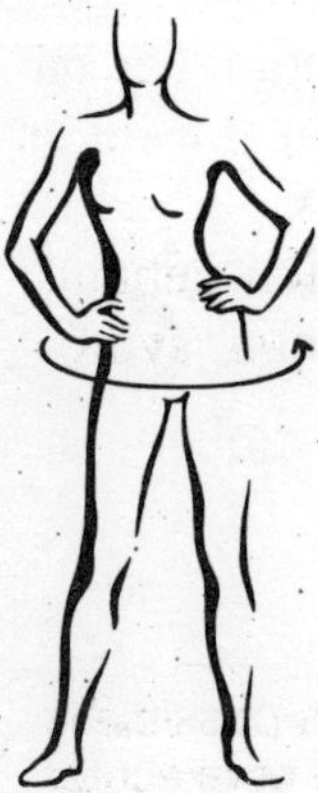
Garder les épaules immobiles
Jambes tendues

Description
Il s'agit simplement d'exécuter une rotation du bassin dans un sens et dans l'autre (à l'instar des Tahitiennes...). Expirer lorsque le bassin est sur l'avant de la rotation.

Nombre de mouvements minimum conseillé
5 rotations de chaque sens.

Exercice n° 2

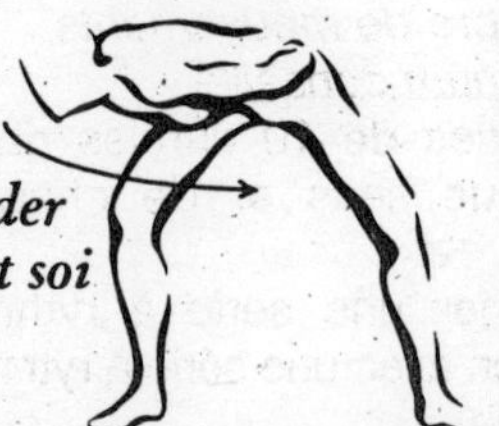
Dos plat
Regarder devant soi

Description
Petites flexions du buste, à droite et à gauche en alternance. **Ne pas remonter à la verticale.**
Expirer sur la remontée.

Nombre de mouvements minimum conseillé
2 séries de 12 flexions.

Maintenant, passez à la partie spécifique !

CHOISISSEZ VOS EXERCICES SPÉCIFIQUES DE LA TAILLE

Exercices en position debout

Tous ces exercices sont à faire en position debout, les jambes fléchies ou tendues **de façon symétrique**.

Exercice A

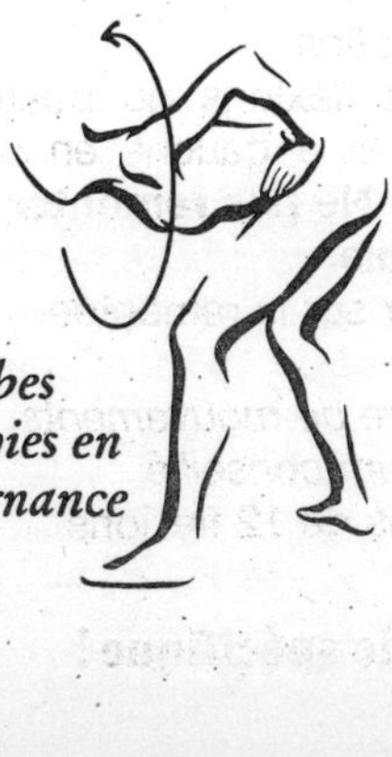

Description
Incliner le plus bas possible le buste sur un côté et exécuter des cercles de petites amplitudes dans les deux sens.
Changer de côté.
Expirer sur la montée du cercle.

Nombre de mouvements minimum conseillé
2 séries de 10 cercles dans chaque sens et de chaque côté.
Alterner une série à rythme moyen avec une série à rythme rapide.

Exercice B

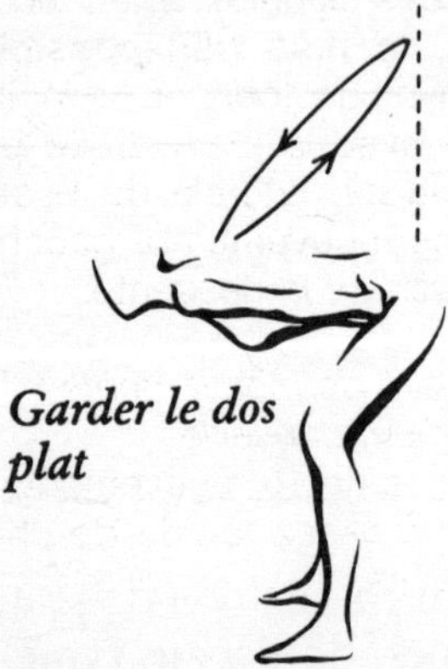

Description

Réaliser avec le buste des cercles, dans un sens et dans l'autre, **en alternance** et en amplitude maximale.
Expirer sur la remontée des cercles.

Nombre de mouvements minimum conseillé

2 séries de 15 mouvements, à rythme lent.

Exercice C

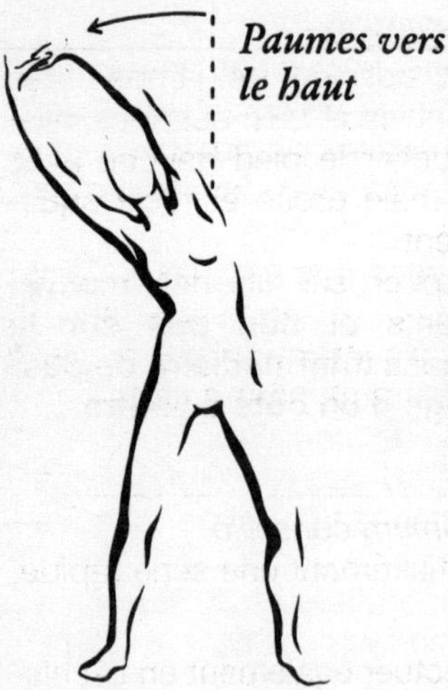

Description

Les doigts noués dans le prolongement du corps, effectuer des inclinaisons latérales à droite et à gauche en alternance. Les bras sont le plus tendus possible et les épaules sont bien tirées à l'arrière.
Expirer sur la remontée du mouvement.

Nombre de mouvements minimum conseillé

2 séries de 10 mouvements à rythme lent.

Exercice D

Ne pas pencher le buste vers l'avant

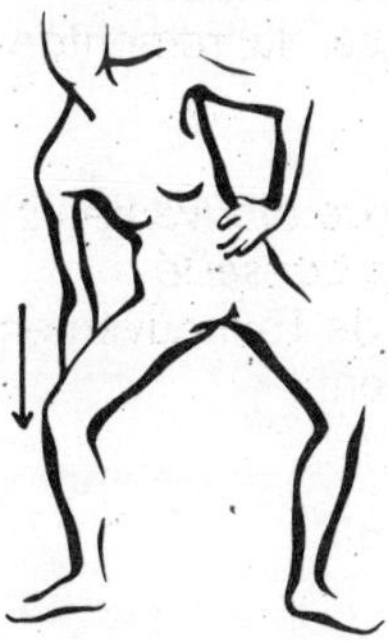

Description

Jambes fléchies, bien écartées, **le plus bas possible**, essayer de toucher le mollet droit avec la main droite par inclinaison latérale du buste. Même mouvement à gauche. Expirer sur la descente.

Nombre de mouvements minimum conseillé

3 séries de 10 mouvements à rythme assez rapide de chaque côté.

Exercice E

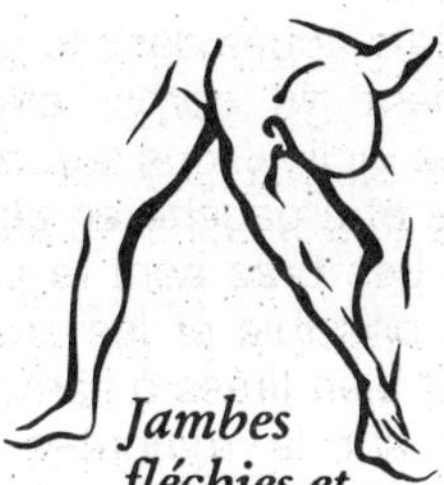

Jambes fléchies et immobiles

Description

En position de jambes très fléchies et bien écartées, aller toucher le pied gauche avec la main droite et réciproquement.

Expirer sur un des mouvements et **non pas sur la phase intermédiaire de passage d'un côté à l'autre**.

Nombre de mouvements minimum conseillé

4 séries de 8 mouvements en alternant une série rapide, une série lente.

NOTA : cet exercice peut s'effectuer également en fléchissant une jambe en alternance.

Exercice F

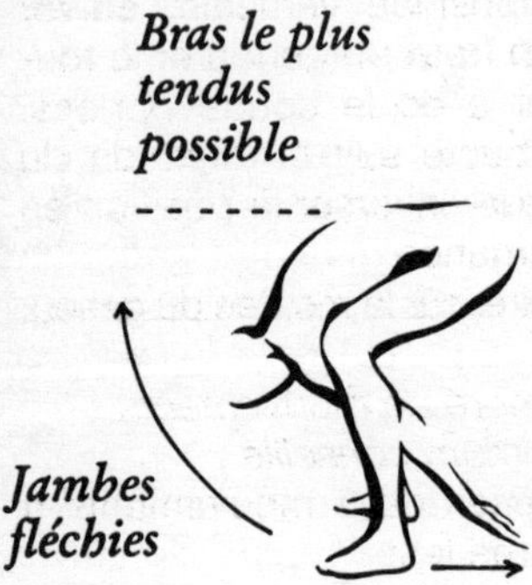

Description

Jambes bien fléchies, très écartées, aller le plus loin possible avec les deux bras, à l'intérieur des jambes.
Revenir à l'avant, en plaçant les bras dans le prolongement du dos.
Expirer sur la position inclinée.

Nombre de mouvements minimum conseillé

2 séries de 10 mouvements à rythme lent.

Exercice G

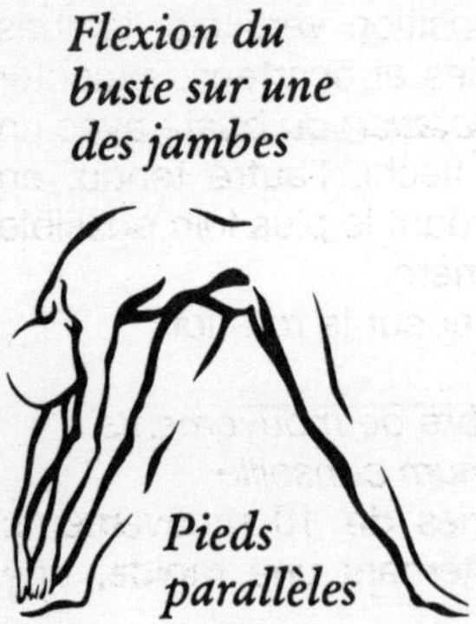

Description

Jambes tendues, très écartées, fléchir le buste par petits mouvements sur la jambe droite.
Procéder de la même façon sur la jambe gauche.
Ne pas relever le buste à la verticale lors du passage à l'autre jambe.
Expirer sur une des flexions.

Nombre de mouvements minimum conseillé

2 séries de 8 mouvements assez rapides de chaque côté.

Exercice H

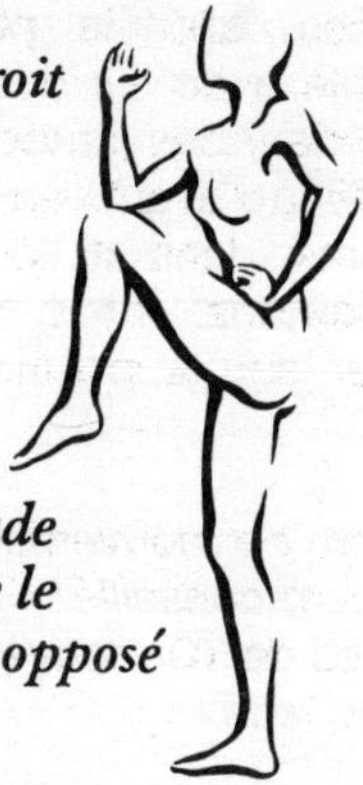
Dos droit
Le coude touche le genou opposé

Description

En position verticale, **élever bien haut** un genou et le toucher avec le coude opposé. Le buste suit la direction du coude. Inverser la position en alternance.
Expirer sur la montée du genou.

Nombre de mouvements minimum conseillé

2 séries de 8 mouvements à rythme lent.

NOTA : vous pouvez bien sûr fléchir la jambe d'appui si vous manquez d'équilibre.

Exercice I

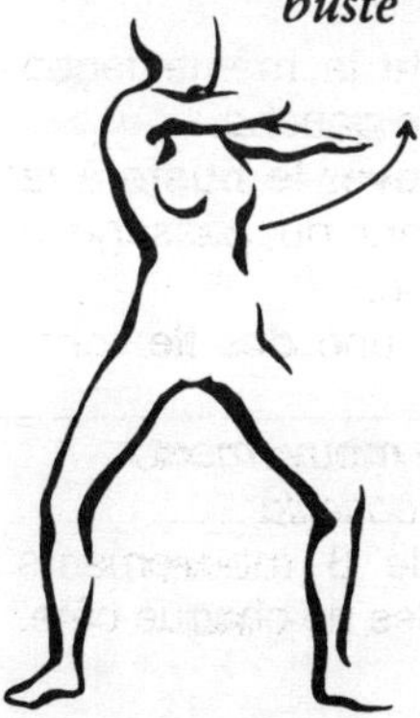
La tête suit la rotation du buste

Description

En position verticale, jambes fléchies et écartées, exécuter une rotation du buste avec un bras fléchi, l'autre tendu, en regardant le plus loin possible à l'arrière.
Expirer sur la rotation.

Nombre de mouvements minimum conseillé

4 séries de 10 mouvements en alternant une rapide, une lente.

Exercice J

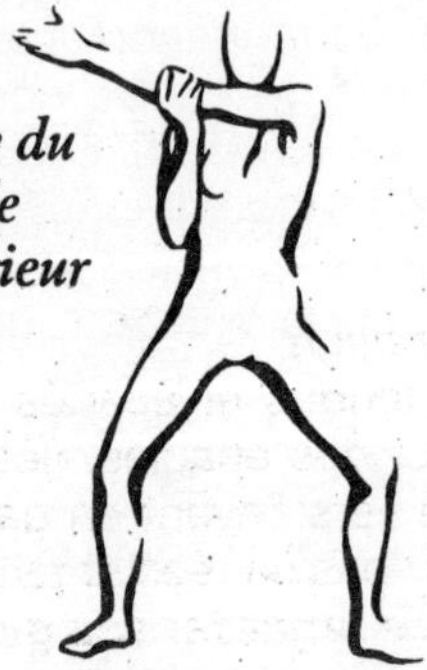

Prise du coude extérieur

Description
En position verticale, jambes fléchies et écartées, les bras parallèles au sol : avec la main gauche attraper le coude droit et l'entraîner le plus loin possible sur la gauche en gestes de faible amplitude.
Inverser la position.
Expirer sur la rotation.

Nombre de mouvements minimum conseillé
3 séries de 10 mouvements de chaque côté sur un rythme assez rapide.

Exercice K

Jambes fléchies et écartées

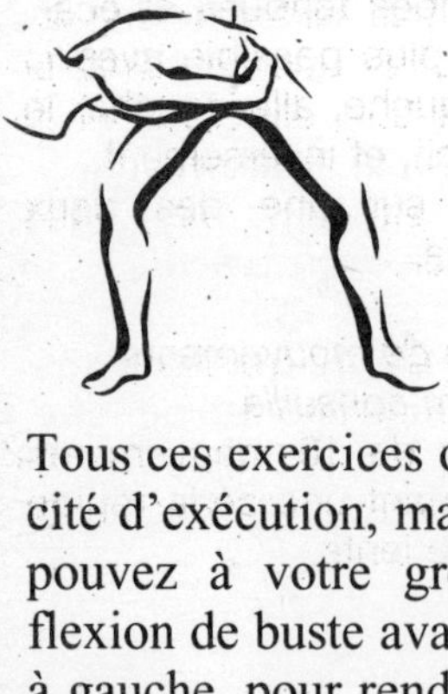

Description
A partir de la position jambes fléchies et écartées.
Fléchir le buste à droite, le redresser, puis le fléchir à gauche.
Expirer en redressant le buste.

Nombre de mouvements minimum conseillé
2 séries de 6 enchaînements (1 enchaînement = les 3 mouvements) à rythme assez lent.

Tous ces exercices ont été choisis pour leur simplicité d'exécution, mais si vous êtes confirmée, vous pouvez à votre gré combiner par exemple une flexion de buste avant avec des rotations à droite et à gauche, pour rendre votre séance plus attrayante.

Exercices en position au sol

Exercice A1

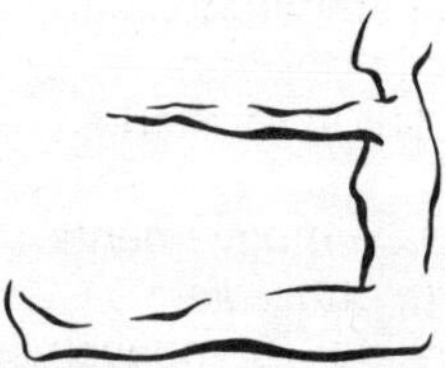

Pieds en flexion *Dos plat*

Description
Bras tendus et écartés de la largeur des épaules, fléchir le buste vers l'avant en gardant les jambes serrées et tendues. **Ne pas regarder ses genoux mais devant soi.**
Expirer sur la flexion.

Nombre de mouvements minimum conseillé
2 séries de 15 mouvements à rythme moyen.

Exercice B1

Pieds souples

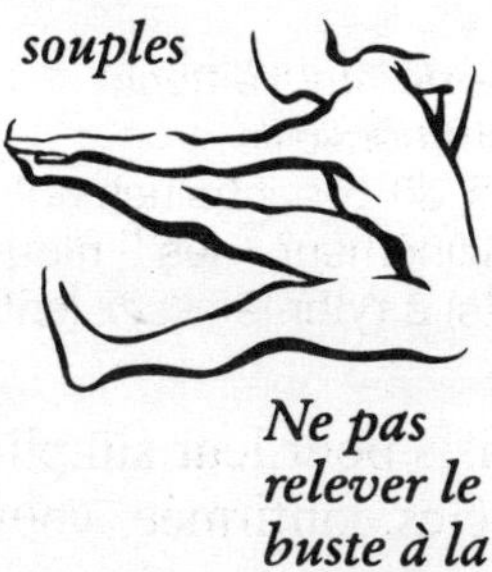

Ne pas relever le buste à la verticale

Description
Les jambes tendues et écartées le plus possible avec la main gauche, aller toucher le pied droit, et inversement. Expirer sur une des deux positions.

Nombre de mouvements minimum conseillé
3 séries de 10 mouvements en alternant une série rapide avec une lente.

Exercice C1

La main inactive peut prendre appui au sol

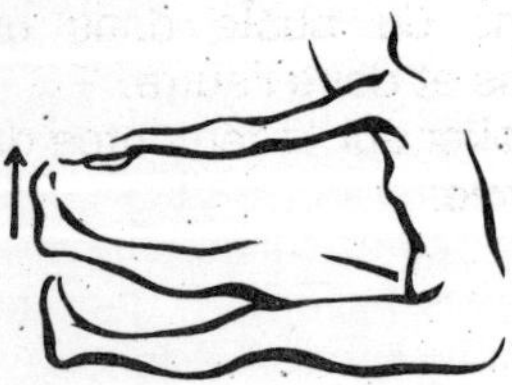

Description
Les jambes tendues et très écartées.
Élever la jambe droite, et en toucher le pied avec la main gauche, et inversement.
Expirer sur l'élévation de la jambe.

Nombre de mouvements minimum conseillé
2 séries de 8 mouvements à rythme assez lent.

Exercice D1

Ne pas laisser retomber les bras

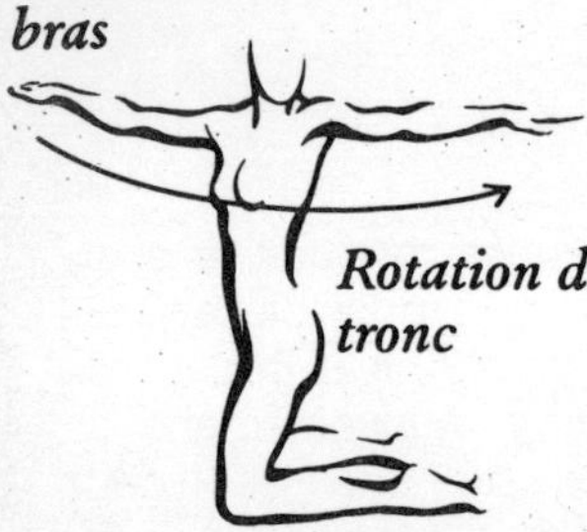

Rotation du tronc

Description
A genoux, les jambes écartées, les bras parallèles au sol, exécuter des rotations du tronc à droite et à gauche.
Regarder le plus loin possible à l'arrière.
Expirer sur la rotation.

NOTA : possibilité de faire ce mouvement en position assise sur les talons.

Nombre de mouvements minimum conseillé
3 séries de 10 mouvements, en alternant une série lente avec une rapide.

Exercice E1

Garder le dos plat

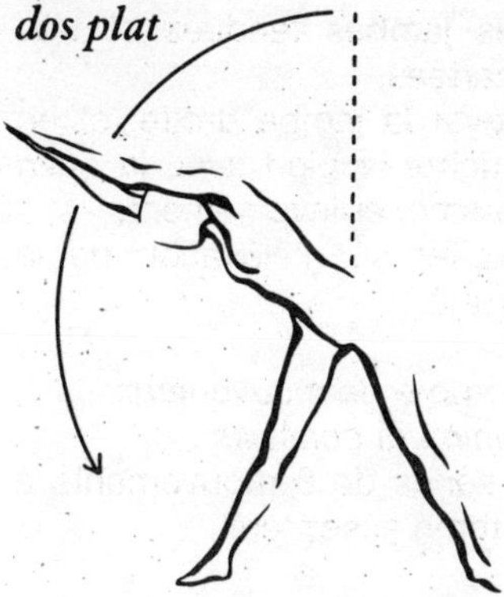

Description

Les jambes tendues, et très écartées, les bras dans le prolongement du corps, exécuter des rotations du buste dans un sens et dans l'autre.

Expirer sur la remontée du cercle.

Nombre de mouvements minimum conseillé

2 séries de 10 mouvements à rythme lent.

Exercices avec bâton (ou manche à balai) en position debout

Exercice A2

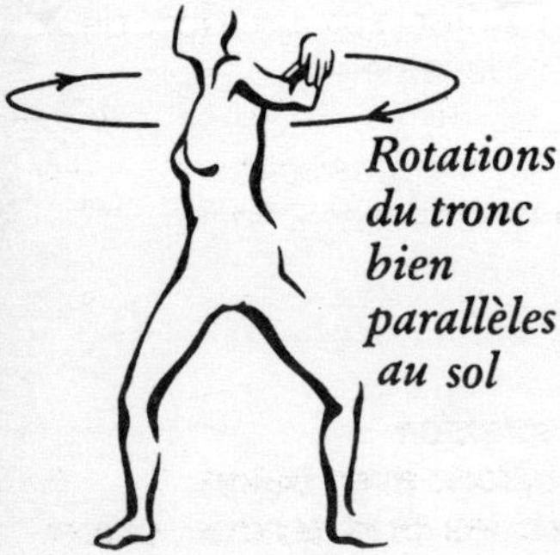

Description

Le bâton bien en équilibre sur les épaules, les bras relâchés, les jambes fléchies, exécuter des rotations du tronc.

Expirer sur une des rotations.

Nombre de mouvements minimum conseillé

2 séries de 15 mouvements à rythme très lent.

Exercice B2

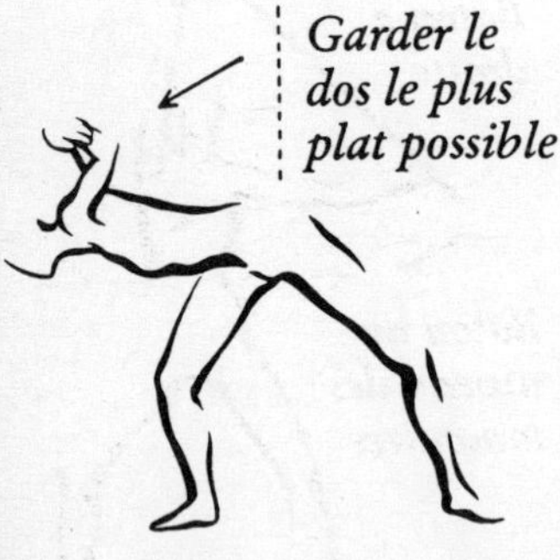

Description

Le bâton bien en équilibre sur les épaules, incliner le tronc à droite et à gauche en alternance.

Expirer sur une des inclinaisons latérales.

Nombre de mouvements minimum conseillé

2 séries de 15 mouvements à rythme rapide.

Exercice C2

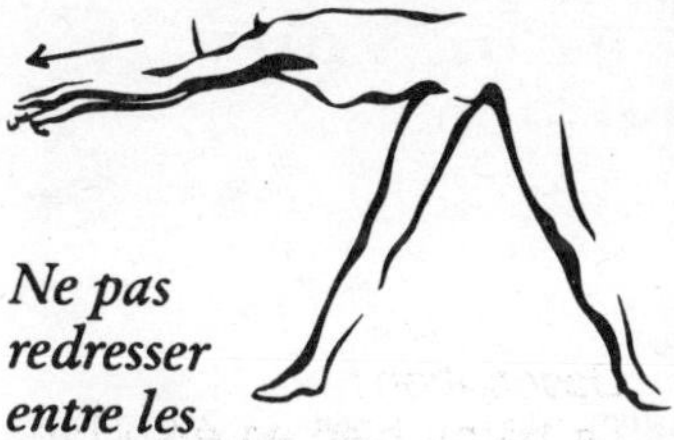

Description

Les jambes tendues et écartées, pousser le bâton, le plus loin possible, à droite et à gauche. Les bras restant bien tendus, et d'écart constant.

Ne pas se relever.

Expirer sur un des deux mouvements.

Nombre de mouvements minimum conseillé

2 séries de 10 mouvements à rythme lent.

Exercice D2

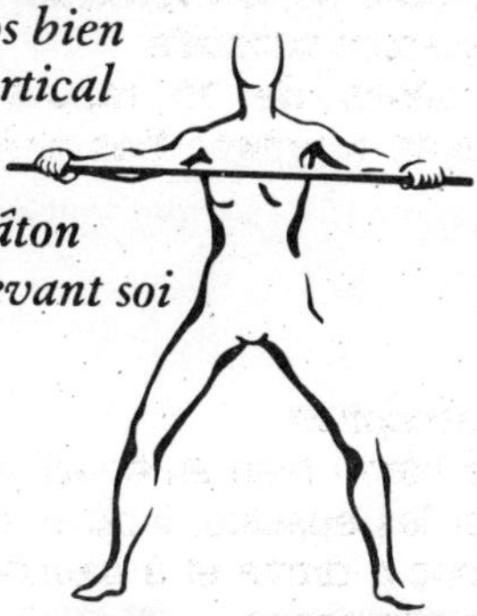

Description

Rotations avec bâton.

Avec les bras tendus, placer le bâton devant soi, à droite, derrière et à gauche.

Expirer sur la position arrière.

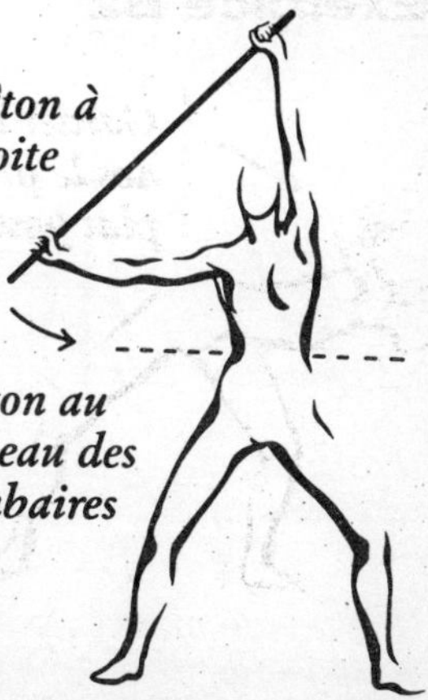

Nombre de mouvements minimum conseillé

2 séries de 4 enchaînements (1 enchaînement = devant, à droite, à gauche, derrière et inversement) dans **chaque sens** à rythme lent.

Trois exercices d'étirement pour clore votre programme ou s'y intercaler. Pour vous détendre...

Exercice E2

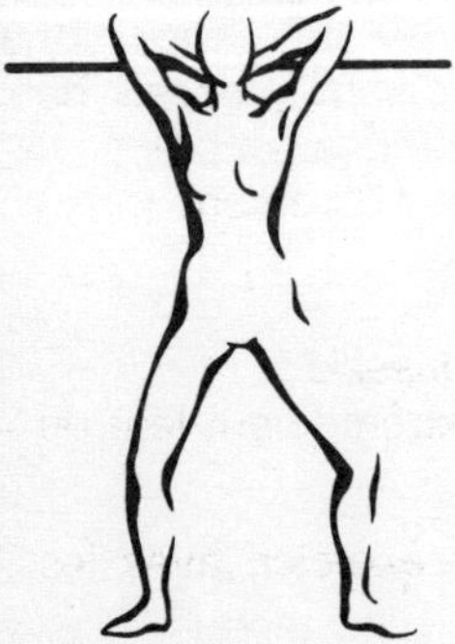

Description

Jambes en flexion, bras fléchis derrière la tête, les mains se touchant en tenant le bâton.

Étirer celui-ci au maximum à l'arrière, par gestes contrôlés et de faible amplitude.

Expirer sur l'étirement.

Nombre de mouvements minimum conseillé

3 séries de 6 mouvements à rythme extrêmement lent ou en phase posturale de 6 secondes.

Exercice F2

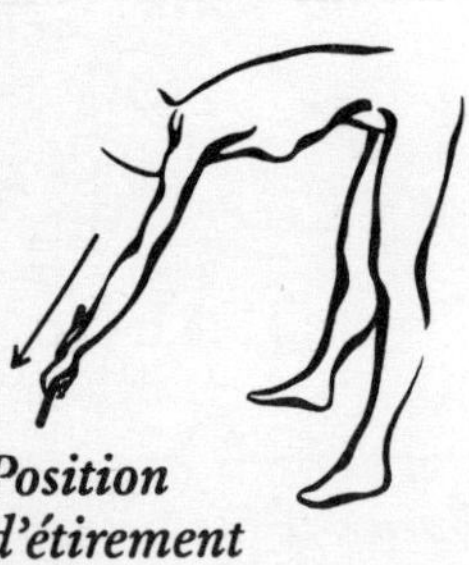

Position d'étirement

Description

Jambes écartées et tendues, placer le bâton le plus loin possible au sol devant soi.

Relâcher en fléchissant le dos et en ramenant le bâton vers les pieds, avant de recommencer.

Expirer avec concentration sur l'étirement.

Nombre de mouvements minimum conseillé

6 mouvements en phase posturale de 6 secondes.

EN POSITION AU SOL

Exercice G2

Essayer de ne pas trop fléchir les jambes

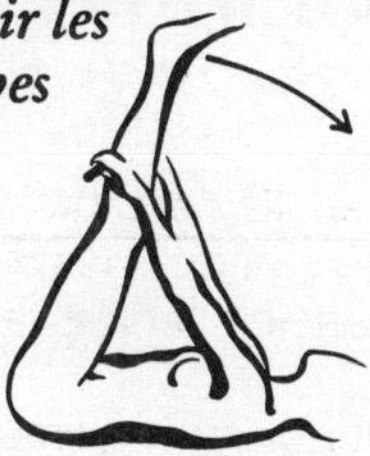

Description
Dos au sol. Placer le bâton derrière les chevilles (ou mollets) et ramener les jambes tendues et serrées vers le visage.
Les mains sont placées de chaque côté des jambes.
Expirer sur l'étirement maximal.

Nombre de mouvements minimum conseillé
6 mouvements exécutés à rythme extrêmement lent ou en phase posturale de 6 secondes.

NOTA : il est possible de réaliser cet exercice avec les jambes écartées.

VOUS NE SAVEZ PAS QUELS EXERCICES PRATIQUER ?

Voici trois exemples de plan d'entraînement

Vous êtes débutante ?

Vous ne disposez que de dix minutes par jour ?

Alors suivez ce petit programme.
Exercices à exécuter sur la base du nombre de séries minimum proposées dans ce chapitre.

Pour s'échauffer :

- Exercice 1.
- Exercice 2.

Pour maintenir et tonifier votre taille :

- Exercice A2. (A rythme lent.)
- Exercice C. (A rythme lent.)

Finir par l'étirement final F2.

Vous êtes débutante ?

Vous disposez de vingt minutes, trois fois par semaine ?

Exercices à exécuter sur la base du nombre de séries minimum proposées dans ce chapitre.

Pour s'échauffer :

- Exercice 1.
- Exercice 2.

Pour maintenir et tonifier votre taille :

- Exercice B. (A rythme lent.)
- Exercice C. (A rythme lent.)
- Exercice G. (A rythme assez soutenu.)
- Exercice en position assise : A1. (A rythme moyen.)
- Exercice avec bâton ou manche à balai D2. (A rythme lent.)

Ne pas oublier l'étirement final F2.

Vous êtes très motivée !

Vous avez déjà pratiqué certains de ces mouvements.

Vous disposez de vingt minutes trois fois par semaine.

Pour s'échauffer :

- Exercice 1 (8 rotations dans chaque sens).
- Exercice 2 (2 séries de 15 mouvements).

Pour maintenir et tonifier votre taille :

- Exercice en position debout : C (4 séries de 15 mouvements). (A rythme lent.)
  G (4 séries de 12 mouvements). (A rythme assez soutenu.)
- Exercice en position assise : C1 (2 séries de 10 mouvements). (A rythme assez lent.)
  D1 (3 séries de 20 mouvements). (Alterner une série rapide avec une lente.)
- Exercice spécifique avec bâton : A2 (2 séries de 20 mouvements). (A rythme très lent.)

Ne pas oublier l'étirement final F2.

PENSEZ À BIEN CONTRÔLER VOS TEMPS DE RÉCUPÉRATION

CHAPITRE 6

ALLÉGEZ VOS HANCHES !

Tonifiez et restructurez vos muscles fessiers

- Comment les travailler.
- Et surtout...
- Quelques informations complémentaires.
- Toutes les combinaisons sont possibles.
- Exercices d'échauffement de la région fessière.
- Exercices spécifiques des muscles fessiers :
  Exercices en position debout.
  Exercices en position intermédiaire.
  Exercices en position latérale au sol.
  Exercices en position quadrupédique.
  Exercices en position à genoux.
- Vous ne savez pas quels exercices pratiquer ?
  Voici trois exemples de plan d'entraînement.

COMMENT LES TRAVAILLER

La plupart des mouvements concernant les muscles fessiers sont d'une technique simple et d'une grande efficacité, et présentent bien sûr l'avantage d'être pratiqués aisément chez soi.

Il est de toute importance de faire travailler le plus longtemps possible cette partie musculaire, et comme pour les autres régions de notre corps, il est primordial que cela s'effectue avec progression.

Avec un entraînement régulier, par exemple une demi-heure trois fois par semaine, une nette amélioration peut déjà être observée au bout de deux mois au niveau **de la fermeté**.

Il est bien évident que si l'on désire un changement très important, il s'avère nécessaire d'y consacrer une durée plus grande.

Aucun des exercices décrits ci-après ne représente un danger pour un dos normalement constitué, à condition d'être **correctement exécutés**.

Toute technique pour améliorer les muscles fessiers peut s'effectuer avec des charges additionnelles (lests de 0,5 à 1,5 kg). Il est bien sûr conseillé de ne les utiliser que si l'on est une **pratiquante confirmée**.

Il est primordial de varier au maximum les exercices et de travailler sous des angles différents, à des vitesses variables, ceci afin d'obtenir le maximum d'efficacité.

En effet, l'ensemble de la région fessière est une sphère, qu'il s'agit de développer de façon harmonieuse ; exécuter toujours le même geste revient à ne faire travailler que les mêmes groupes musculaires, donc à aboutir à un profil fessier déséquilibré. Voici pourquoi les exercices proposés sont complémentaires au niveau gestuel ou rythmique. Cette dernière caractéristique permet un développement quasiment complet au niveau physique et physiologique.

Tous les mouvements décrits dans ce manuel renforcent les tissus musculaires.

Lorsqu'ils sont exécutés à un rythme lent, ils améliorent leur tonicité, et lorsqu'ils sont réalisés à un rythme rapide, ils aident à l'élimination graisseuse.

Le nombre de séries minimum recommandé s'adresse non pas à une pratiquante néophyte mais à une personne ayant déjà fait de la culture physique. Le chiffre minimum de mouvements conseillé est celui qu'il faut atteindre pour l'obtention d'un résultat. Il ne peut donner évidemment qu'une notion globale indicative car pour chaque individu, le progrès s'échelonne à des degrés divers.

Il est bien sûr conseillé de chercher à augmenter doucement, mais sûrement, l'intensité et la durée de son entraînement pour vraiment arriver au résultat désiré.

Que l'on soit débutante ou confirmée, il n'est pas conseillé de s'octroyer des interruptions trop longues entre les entraînements.

Des phases de repos sont bien sûr nécessaires, mais l'on ne progresse jamais si l'on s'entraîne trois semaines et que l'on s'arrête, surtout si la reprise ne s'effectue que quinze jours après, et ce de façon plus ou moins cyclique !

On ne peut pas parler d'exercices de fessiers sans penser aux sensations de brûlures et parfois à l'apparition de petites crampes qui s'y greffent !

IMPORTANT : **la réaction musculaire d'échauffement apparaît sur la zone fessière au repos, et non pas sur celle qui exécute le mouvement.**

C'est un phénomène tout à fait normal qui s'estompe rapidement avec l'entraînement et nous sommes bien obligées de l'accepter…

Si vous vous entraînez chez vous : pensez à le faire devant une glace afin de corriger, surtout, vos positions de dos.

ET SURTOUT...

Si vous êtes débutante :

- Commencez par pratiquer à un rythme **assez lent**, durant les deux premiers mois.
- Exécutez les mouvements en répétition de **5 à 10**, suivant votre niveau.
- Récupérez bien entre les séries (car une personne trop fatiguée risque de commettre des erreurs et de mal se placer).
- Faites les exercices de fessiers par exemple une vingtaine de minutes, deux fois par semaine (en espaçant d'au moins trois jours ces deux séances). Cela sera déjà très profitable.
- Évitez aussi de porter des lests ou semelles de fonte, dès le début.
- Rappelez-vous que **l'efficacité d'un geste dépend de l'application** que l'on a mis à l'exécuter. Il faut donc bien se concentrer.

Si vous êtes familiarisée avec la culture physique :

- Vous connaissez bien les principes techniques décrits ci-après, donc vous pouvez dès maintenant prétendre à « sculpter » vos fessiers.

N'oubliez pas que :

- Trois séances par semaine de vingt à trente minutes sont déjà une bonne base (espacez-les de deux jours de repos à chaque fois).
- Qu'il ne faut pas hésiter à enchaîner deux exercices complémentaires, afin de rompre la monotonie d'une séance.
- Qu'il est essentiel de **se concentrer sur la respiration**, pour l'acquisition d'un meilleur rythme d'action.
- Qu'il ne faut pas oublier les 24 ou 48 heures de récupération entre les séances.

QUELQUES INFORMATIONS COMPLÉMENTAIRES

Avant de commencer à vous lancer dans la lecture des exercices qui vont suivre, sachez qu'il est important de pratiquer des techniques d'étirement **entre les exercices de fessier ou en fin de séance** pour compenser l'effort de contraction musculaire (chez la plupart des pratiquantes débutantes, la pratique d'élongations douces et progressives réduit les courbatures).

A savoir également :

Si un mouvement vous semble trop difficile, cela ne constitue pas une erreur que de **prendre un point d'appui supplémentaire**, ou de **fléchir les jambes, faute de souplesse**. Surtout, ne dites pas : « Il est trop dur pour moi ! »

… Personnalisez l'exercice !

Le point essentiel à retenir est :
Ne jamais cambrer.

- La position du dos et la respiration jouent un rôle vital, donc soyez très attentive.
- Si vous faites partie des personnes présentant d'importants problèmes vertébraux : abstenez-vous d'effectuer seule des mouvements pour les muscles fessiers **et ne pratiquez qu'en cabinet de kinésithérapie**.
- Si vous vous fatiguez trop vite **au début** : alternez dans votre programme **des exercices très différents** et soyez attentive aux périodes de récupération.

TOUTES LES COMBINAISONS SONT POSSIBLES...

Si vous êtes toute débutante, ce petit chapitre ne vous concerne pas car, au début, il vaut mieux se contenter d'effectuer les mouvements d'échauffement conseillés et de pratiquer les trois ou quatre exercices spécifiques de votre choix **avec lesquels vous vous sentez le plus à l'aise**.

Par contre, si vous avez déjà pratiqué des exercices de ce type et que vous pouvez consacrer trois séances de vingt minutes à vos fessiers, il est intéressant de choisir **une méthode d'entraînement pour rentabiliser au maximum vos efforts**.

Ceci dit, si vous préférez garder une liberté de pratique et que vous vous sentez mieux dans le contexte de pratique « instinctive », pourquoi pas ?

Il ne faut pas que vos séances se transforment en corvée.

TROIS EXEMPLES DE MÉTHODE

1. Séances dissociées :

3 rythmes différents avec **les mêmes exercices** ou variantes pendant deux mois, puis changer d'exercices avec la même méthode pour deux mois à nouveau.

Première séance : Entraînement à un rythme moyen.
Deuxième séance : Entraînement à un rythme lent.
Troisième séance : Entraînement à un rythme rapide.

NOTA : ne pas oublier l'échauffement.

La première séance : exécutée à un rythme moyen, elle est la plus facile et peut donc donner lieu à des coordinations de mouvements.

La deuxième séance : réalisée à un rythme lent, elle vise à travailler la qualité d'endurance et la dureté de muscle. Il est fortement conseillé de ne pas occulter les assouplissements lors de ce type d'entraînement. Ce style de travail en profondeur requiert beaucoup d'attention.

Quant à la dernière séance, elle présente l'avantage de faire travailler également le système cardiovasculaire, ce qui n'est pas négligeable. Elle vise également à conserver une bonne élasticité des muscles fessiers et à améliorer les caractéristiques physiologiques (à noter l'importance de la respiration dans ce type d'activité).

Ces trois styles combinés et pratiqués avec assiduité donnent **un résultat relativement rapide** (de deux à cinq mois de pratique, suivant les individus), mais soyez réaliste : pour l'obtention de hanches aux contours harmonieux, il est indispensable de faire disparaître la graisse qui enveloppe les muscles fermes et dessinés, donc : **ne pas oublier d'avoir parallèlement une bonne hygiène alimentaire ; en effet, si vous absorbez trop de calories, l'exercice physique est insuffisant pour vous aider à mincir d'une façon harmonieuse.**

2. Séances mixtes :

3 rythmes différents à chaque séance :

— 5 mn d'exercices à rythme moyen.
— 5 mn d'exercices à rythme lent.
— 5 mn d'exercices à rythme rapide.

Ces mouvements choisis **ne sont pas les mêmes** pour chaque rythme désigné, **mais les mêmes** par séance.

Comme pour la méthode précédente, il est plus bénéfique de les changer dès que l'on se sent à l'aise et de les choisir avec une difficulté supérieure, au bout de quelques mois.

3. Séances de « diversification » :

3 rythmes différents avec des exercices différents à chaque séance.

Ce type de séance demande plus de préparation que les précédentes. Il vaut mieux **noter** les exercices effectués.

Évidemment, la monotonie n'est pas présente dans ce style de procédé et concerne des personnes ayant déjà un peu d'expérience.

EXERCICES D'ÉCHAUFFEMENT DE LA RÉGION FESSIÈRE

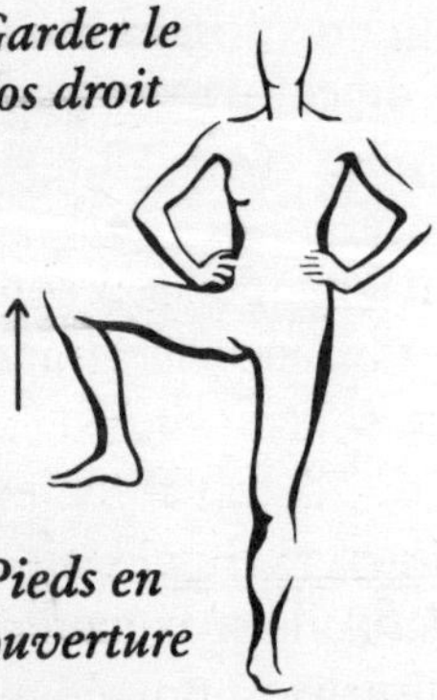

Exercice n° 1

Description
A partir de la position jambes en flexion, élever en alternance la jambe droite, puis la gauche.

Nombre de mouvements minimum conseillé
10 élévations de chaque jambe.

Exercice n° 2

Description
En position debout, contracter 5 secondes les muscles fessiers, puis les relâcher.

Nombre de mouvements minimum conseillé
6 contractions

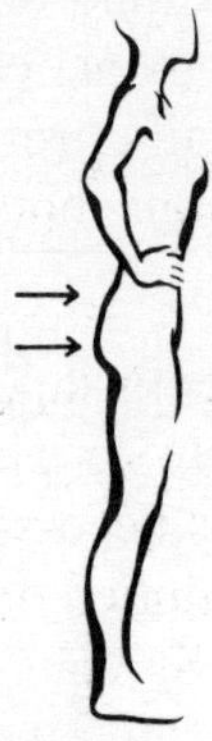

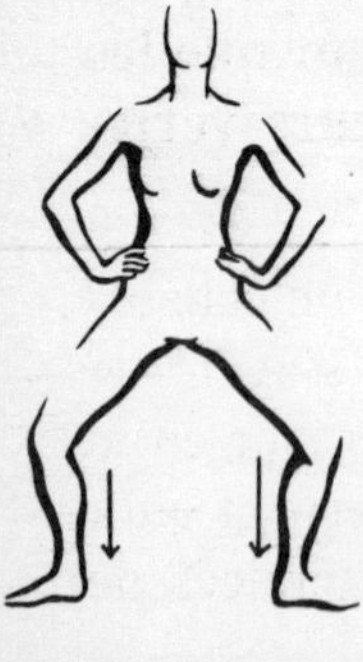

Exercice n° 3

Description
Fléchir les jambes écartées à partir de la position verticale. Ne pas décoller les talons.

Nombre de mouvements minimum conseillé
2 séries de 6 flexions.

EXERCICES SPÉCIFIQUES DES MUSCLES FESSIERS

En position debout

Exercices à exécuter avec la jambe d'appui fléchie (possibilité de points d'appui tels que dossiers de chaise, meuble, etc.).
Ne pas alterner sans arrêt une jambe, puis l'autre, ou un côté et l'autre (SAUF si vous êtes débutante).
Respecter le plus possible les indications données.

A savoir : la plupart des exercices suivants peuvent constituer une excellente **préparation au ski**.

Exercice A (avec ou sans point d'appui)

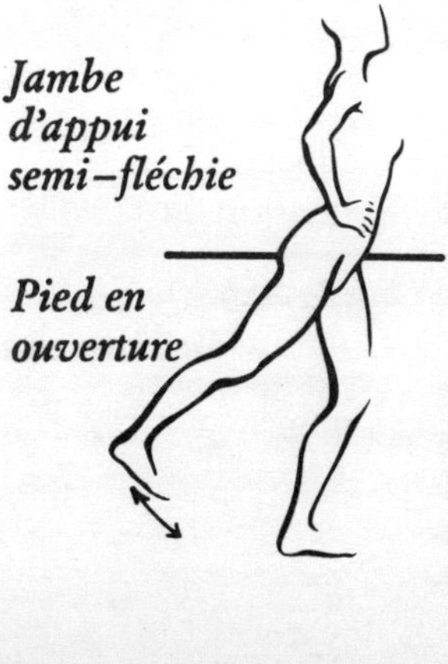

Description
Tirer la jambe tendue vers l'arrière et exécuter de petits battements.
Ne pas ramener la jambe vers l'avant.
Expirer sur une des positions arrière de la jambe.

Nombre de mouvements minimum conseillé
3 séries de 10 mouvements à rythme rapide.
Chaque jambe.

Exercice B

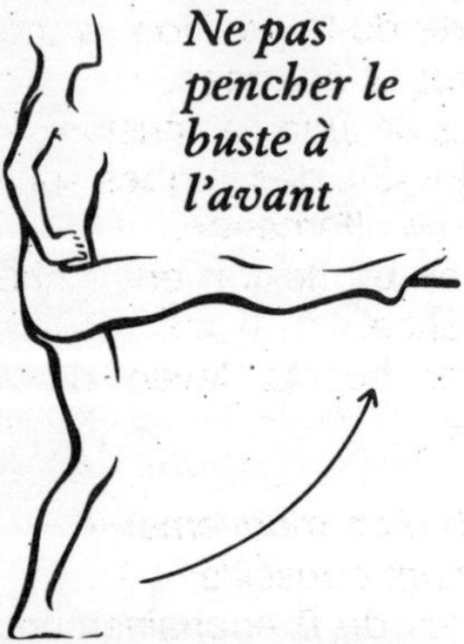

Description

En gardant le dos droit, poser un pied puis l'autre en alternance sur une surface d'appui. Les jambes étant tendues ou fléchies suivant le niveau de souplesse.

Expirer en posant un des pieds sur l'appui.

Nombre de mouvements minimum conseillé

3 séries de 6 mouvements à un rythme moyen.

Exercice C

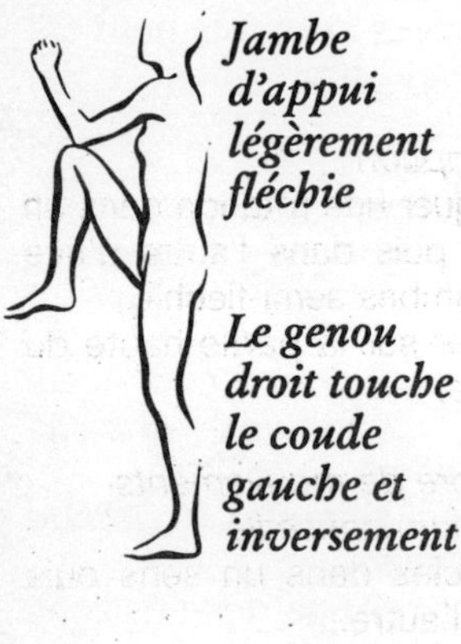

Description

A partir de la position jambes tendues et écartées.

Monter le genou droit le plus haut possible vers l'épaule gauche et inversement, en alternance.

Expirer sur l'élévation d'une des jambes.

Nombre de mouvements minimum conseillé

3 séries de 6 mouvements dont :

1 série à rythme moyen,
1 série à rythme rapide,
1 série à rythme moyen.
Chaque jambe.

Exercice D

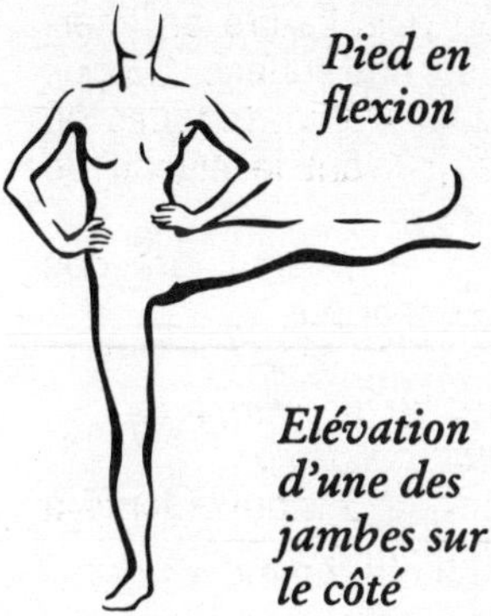

Description

A partir de la position jambes fléchies et écartées.
Pratiquer une extension en élevant une des jambes sur le côté, en alternance.
Revenir en flexion entre chaque lancé.
Expirer sur la levée de la jambe.

Nombre de mouvements minimum conseillé

2 séries de 8 enchaînements (1 enchaînement = 1 flexion + 1 lancé).
Chaque jambe.

Exercice E

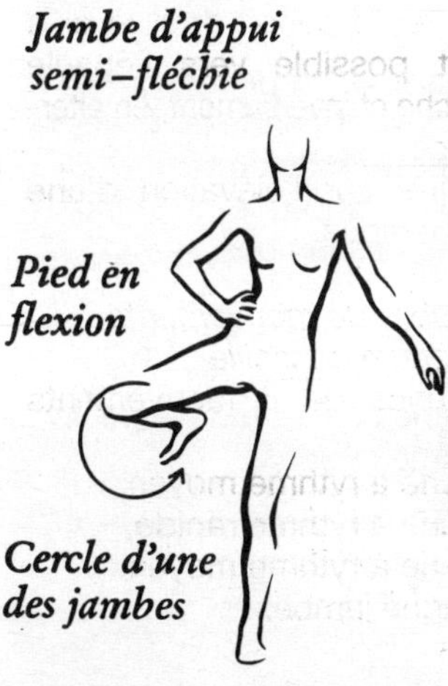

Description

Pratiquer une rotation dans un sens, puis dans l'autre d'une des jambes semi-fléchie.
Expirer sur la partie haute du coude.

Nombre de mouvements minimum conseillé

6 cercles dans un sens puis dans l'autre.
Chaque jambe.

Exercice F

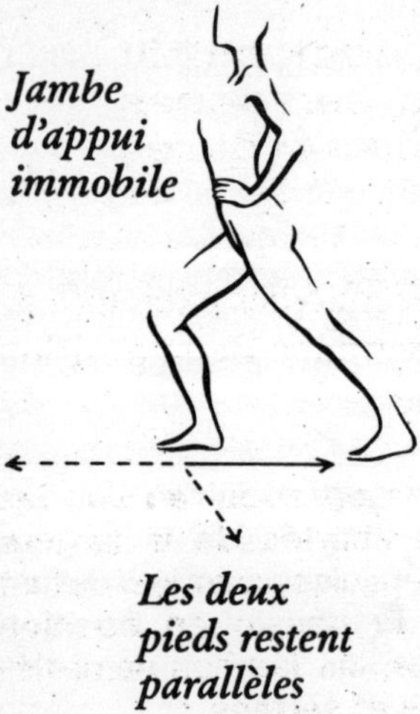

Description
A partir de la position jambes serrées et semi-fléchies, déplacer l'une d'elles en flexion devant soi sur le côté et à l'arrière.
Expirer en ramenant la jambe.

Nombre de mouvements minimum conseillé
3 séries de 8 enchaînements (1 enchaînement = 3 déplacements) dont :
1 série à rythme moyen,
1 série à rythme rapide,
1 série à rythme lent.
Chaque jambe.

Exercice G

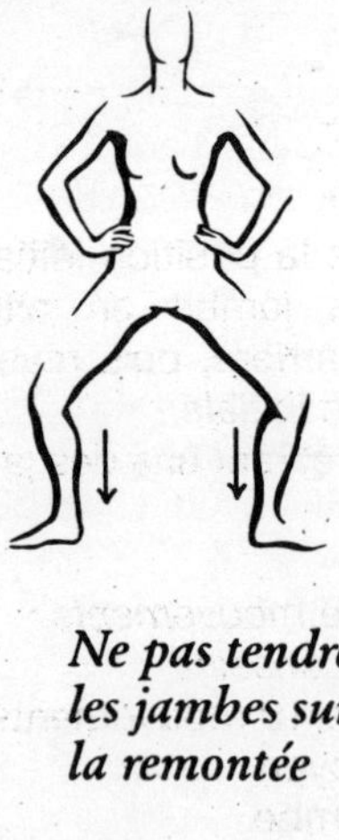

Description
A partir de la position jambes fléchies et écartées, exécuter **de petites flexions**.
Expirer sur une des extensions des jambes.

Nombre de mouvements minimum conseillé
3 séries de 12 mouvements à rythme rapide.

NOTA : les pieds peuvent être en ouverture ou parallèles.

En position intermédiaire

(Ces exercices sont plutôt conseillés à des personnes ayant déjà pratiqué)

Afin de rendre plus aisée la lecture des exercices de ce sous-chapitre, voici la description **de la position initiale** qui leur est commune :

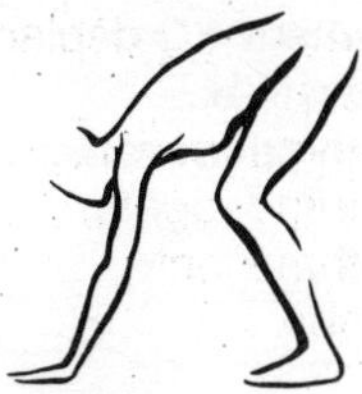

Position initiale

Mains en appui au sol, les bras écartés de la largeur des épaules assez loin devant soi, le bassin en position haute, les jambes semi-fléchies et serrées.

Exercice A1

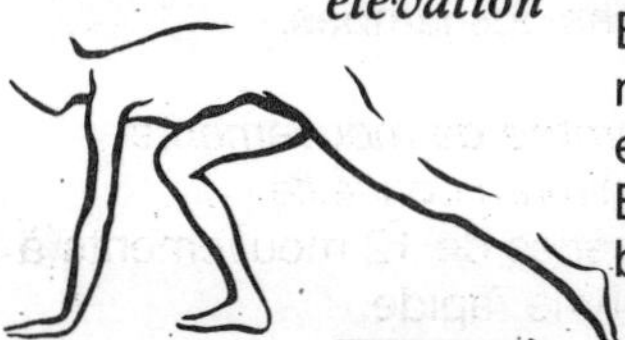

Description
A partir de la position initiale.
Étirer une jambe en alternance à l'arrière, puis revenir en position initiale.
Expirer en étirant une des jambes.

Nombre de mouvements minimum conseillé
4 séries de 10 mouvements à rythme moyen.
Chaque jambe.

Exercice B1

Pieds en flexion

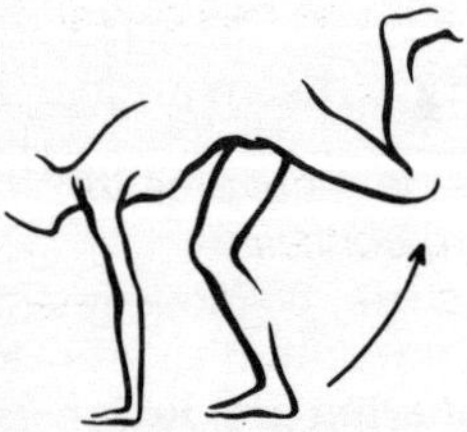

Description

A partir de la position initiale. Relever le plus possible vers le haut une des jambes fléchies.
Revenir en position initiale à chaque mouvement.
Expirer sur l'élévation de la jambe.

Nombre de mouvements minimum conseillé

3 séries de 6 mouvements à rythme moyen.
Chaque jambe.

Exercice C1

Les pieds sont perpendiculaires entre eux

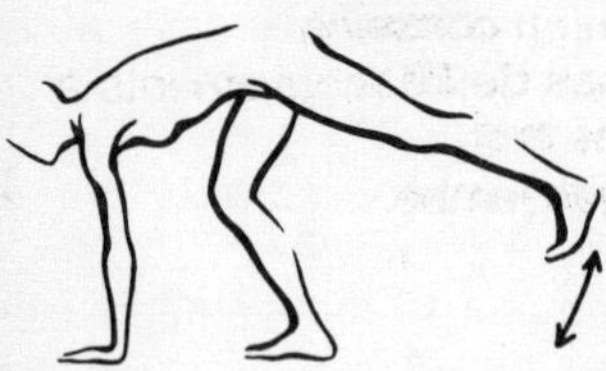

Description

A partir de la position initiale. Tendre une des jambes à l'arrière et exécuter des battements de **petites amplitudes**. Frôler le sol à chaque fois.
Expirer sur l'élévation de la jambe.

Nombre de mouvements minimum conseillé

3 séries de 8 mouvements à rythme rapide.
Chaque jambe.

Exercice D1

Les deux pieds sont parallèles

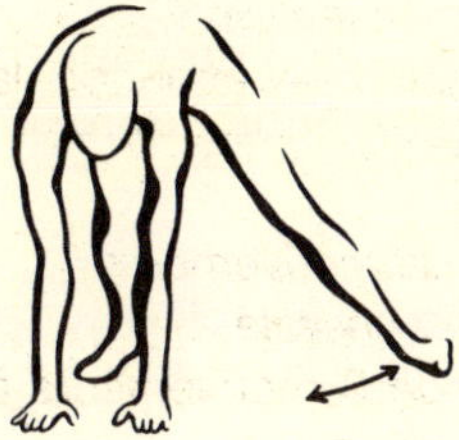

Description
A partir de la position initiale. Étendre une des jambes sur le côté, bien en extension et exécuter de petits battements. Expirer sur une des élévations de jambe.

Nombre de mouvements minimum conseillé
3 séries de 8 mouvements dont :
1 série à rythme moyen,
1 série à rythme lent,
1 série à rythme rapide.
Chaque jambe.

Exercice E1

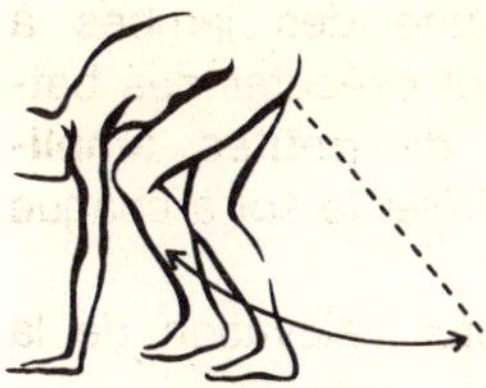

Pied en flexion

Description
A partir de la position initiale. Monter une des jambes en flexion le plus haut possible devant et la tendre à l'arrière. Expirer sur la flexion de jambe.

Nombre de mouvements minimum conseillé
2 séries de 10 mouvements à rythme lent.
Chaque jambe.

En position latérale au sol

(Ces exercices s'adressent particulièrement aux personnes présentant une fragilité dorsale)

Comme pour les exercices précédents, voici la description **de la position initiale** commune à tous les exercices ci-après :

Position latérale au sol : un des bras dans le prolongement du corps. L'autre avec la main en appui devant soi au sol.
La tête repose sur le bras en extension.
Les jambes sont repliées à angle droit.
Les pieds en flexion.

Position initiale

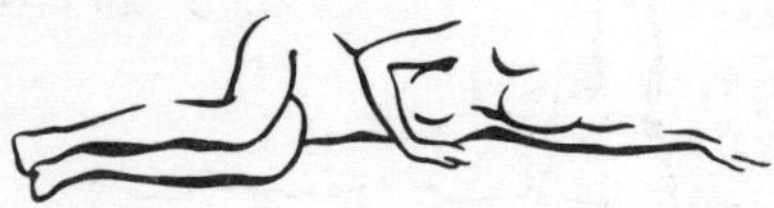

Exercice A2

Description
A partir de la position initiale.
Soulever la jambe supérieure toujours fléchie en pratiquant un petit rebond, en position haute avec des amplitudes diverses. Si l'on peut :
Éviter de la reposer sur l'autre.
Expirer sur l'élévation.

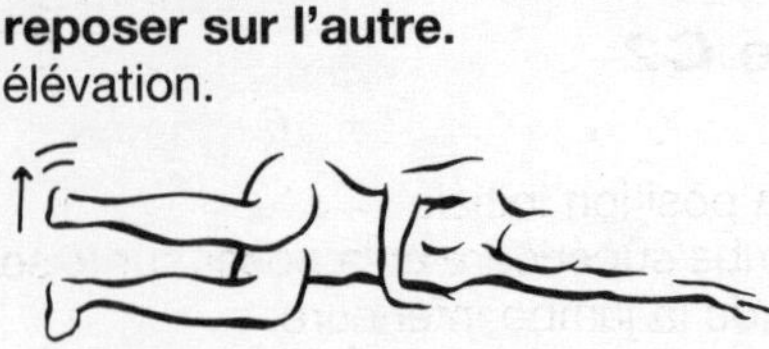

Nombre de mouvements minimum conseillé
3 séries de 8 mouvements dont :
— 1 série à rythme rapide de petite amplitude.
— 1 série à rythme moyen de moyenne amplitude.
— 1 série à rythme lent d'amplitude maximum.
Inverser la position.

NOTA : cet exercice est également recommandé pour l'amélioration **de l'extérieur des cuisses**.

Exercice B2

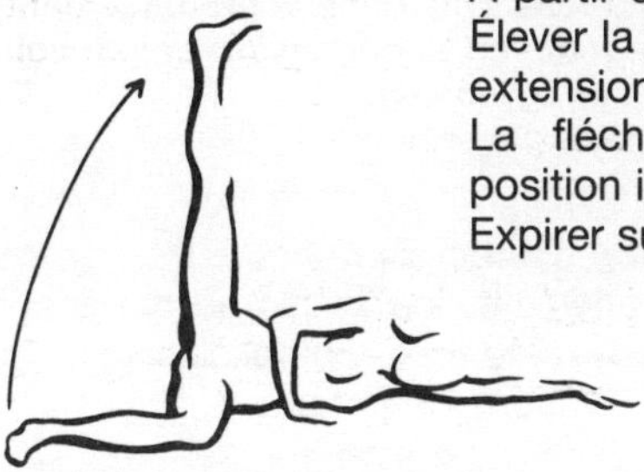

Description
A partir de la position initiale.
Élever la jambe supérieure en extension.
La fléchir pour revenir en position initiale.
Expirer sur l'élévation.

Nombre de mouvements minimum conseillé
3 séries de 8 mouvements en amplitude maximum dont :
— 1 série à rythme moyen,
— 1 série à rythme lent,
— 1 série à rythme moyen.
Inverser la position.

Exercice C2

Description
A partir de la position initiale.
Tendre la jambe supérieure et la poser sur le sol en avant et en arrière de la jambe inférieure.
Expirer en ramenant la jambe vers l'avant.

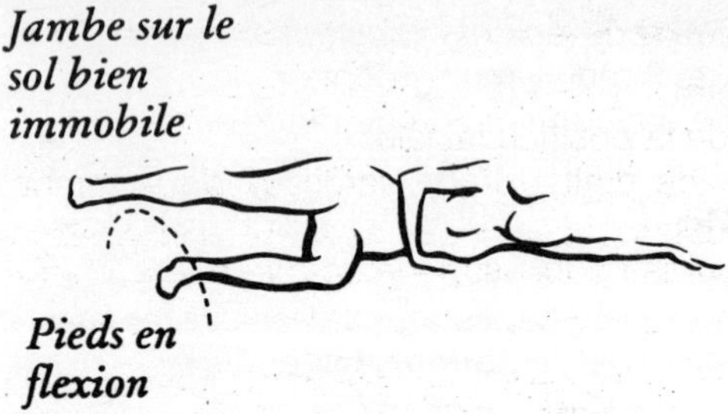

Nombre de mouvements minimum conseillé
3 séries de 8 mouvements à rythme constant.
Inverser la position.

Exercice D2

Description
A partir de la position initiale.
Pratiquer une extension des deux jambes à 90°.
Exécuter des petits battements de la jambe supérieure.
Les jambes et les pieds restent bien parallèles.
Expirer sur une des élévations de jambe.

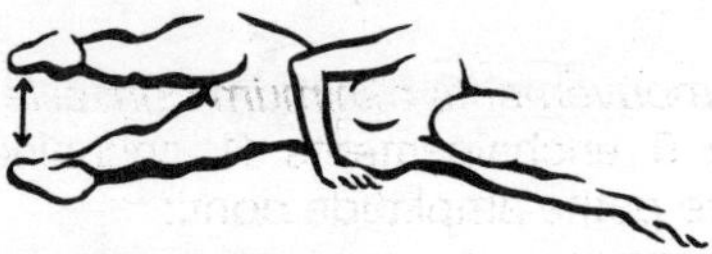

Nombre de mouvements minimum conseillé
3 séries de 8 mouvements dont :
— 1 série à rythme moyen,
— 1 série à rythme lent,
— 1 série à rythme rapide.
Inverser la position.

NOTA : cet exercice est également cité précédemment pour renforcer la musculation **intérieure et extérieure** des cuisses, car il est très performant.

Exercice E2

Description

A partir de la position initiale.

Exécuter de petits « huit » verticaux de la jambe supérieure tendue.

Expirer sur la boucle supérieure du « huit ».

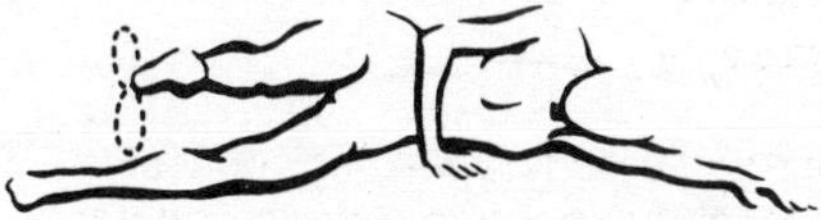

Nombre de mouvements minimum conseillé

2 séries de 5 mouvements, dans un sens puis **dans l'autre**.

Inverser la position.

Exercice F2

Description

A partir de la position initiale.

Élever la jambe supérieure tendue et fléchie en alternance.

Ne pas la reposer à chaque fois.

Expirer sur l'élévation de la jambe.

Nombre de mouvements minimum conseillé

2 séries de 6 enchaînements (1 enchaînement = les 2 phases), de petite amplitude dont :

1 série à rythme moyen,

1 série à rythme lent.

Inverser la position.

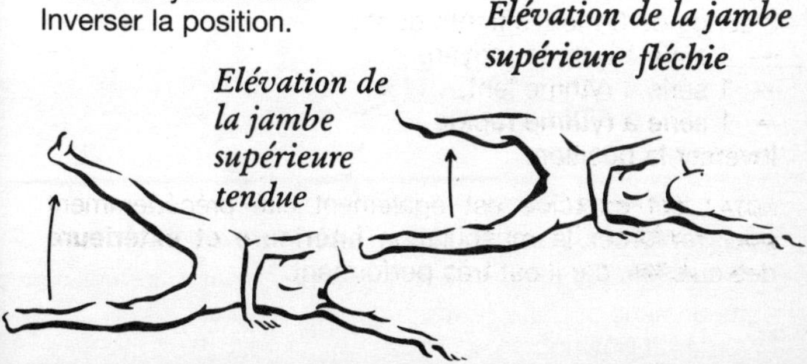

Exercice G2

Description
A partir de la position initiale.
Tendre la jambe supérieure dans le prolongement du corps et exécuter des petits battements.
Expirer sur l'élévation de la jambe d'action.

Petits battements de la jambe supérieure

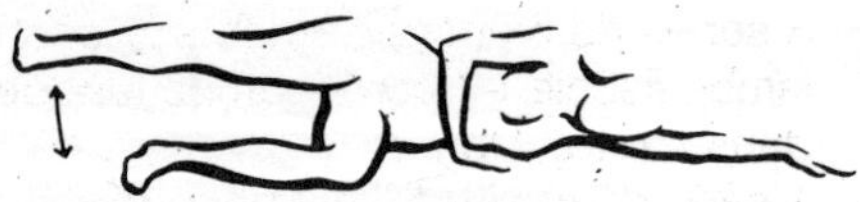

Nombre de mouvements minimum conseillé
3 séries de 10 mouvements, à rythme rapide.
Inverser la position.

Exercice H2

Description
A partir de la position initiale.
Exécuter de petits cercles à trois hauteurs différentes de la jambe supérieure tendue **puis la redescendre en inversant leur sens.**
Expirer sur une des élévations de la jambe.

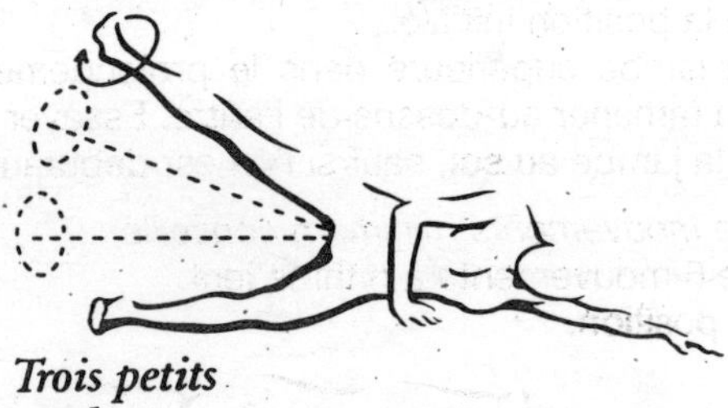

Trois petits cercles

Nombre de mouvements minimum conseillé
3 séries de 5 enchaînements (1 enchaînement = 3 cercles) dans un sens et dans l'autre à rythme constant.
Inverser la position.

Exercice I2

Description

A partir de la position initiale.
Exécuter des cercles de la jambe supérieure fléchie et tendue en alternance **dans le même sens**.
Expirer sur la partie supérieure des cercles.

Nombre de mouvements minimum conseillé

3 séries de 6 enchaînements (1 enchaînement = 1 cercle jambe fléchie + 1 cercle jambe tendue) dans un sens, puis dans l'autre. Dont :
1 série d'amplitude moyenne à rythme moyen,
1 série de grande amplitude à rythme lent,
1 série de moyenne amplitude à rythme lent.
Inverser la position.

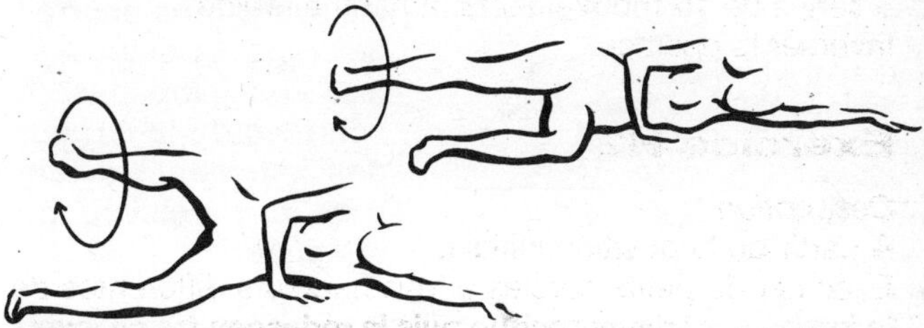

Exercice J2

Description

A partir de la position initiale.
Étendre la jambe supérieure dans le prolongement du corps, et la ramener au-dessus de l'autre. Essayer de ne pas poser la jambe au sol, sauf si l'on est débutante.

Nombre de mouvements minimum conseillé

3 séries de 6 mouvements à rythme lent.
Inverser la position.

Ramener la jambe parallèle au sol

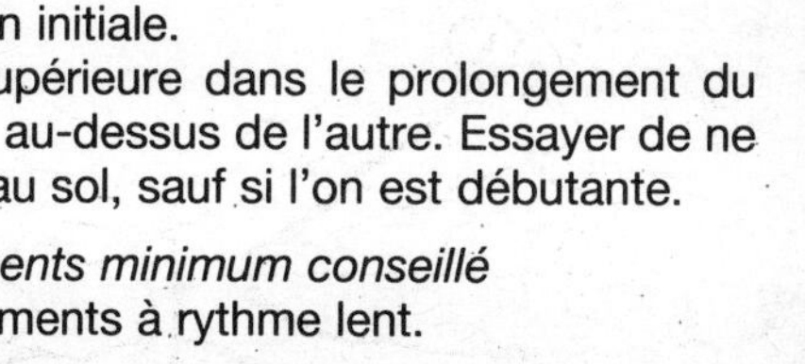

En position quadrupédique

(Ces exercices sont indiqués si l'on est débutante)

Comme pour les exercices précédents, voici la description **de la position initiale** commune à tous les exercices ci-après :

Dos plat

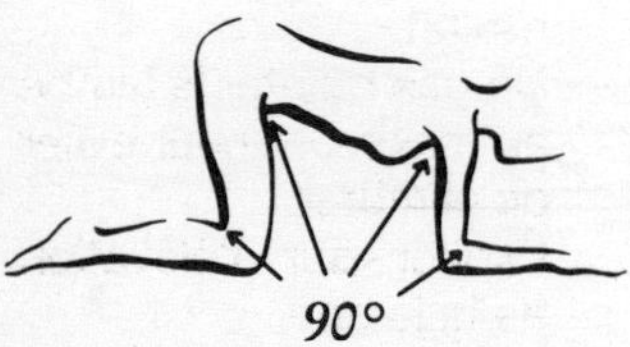

Se mettre à quatre pattes, en appui sur les avant-bras écartés de la largeur des épaules. Les jambes sont écartées de la largeur des hanches. La tête peut être relevée ou relâchée.

Exercice A3

Elévation latérale

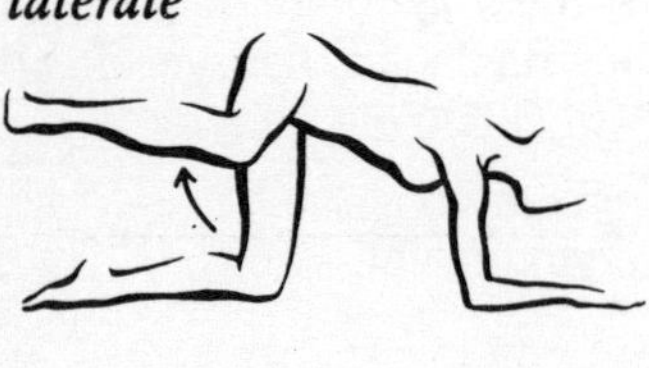

Description
A partir de la position initiale.
Élever une des jambes fléchies sur le côté avec **le pied en flexion**. Ne pas reposer la jambe au sol.
Expirer sur l'élévation.

Nombre de mouvements minimum conseillé
2 séries de 10 mouvements dont :
— 1 série de 10 mouvements de grande amplitude à rythme lent,

— 1 série de 10 mouvements en position haute de petite amplitude à rythme rapide.
Chaque jambe.

Exercice B3

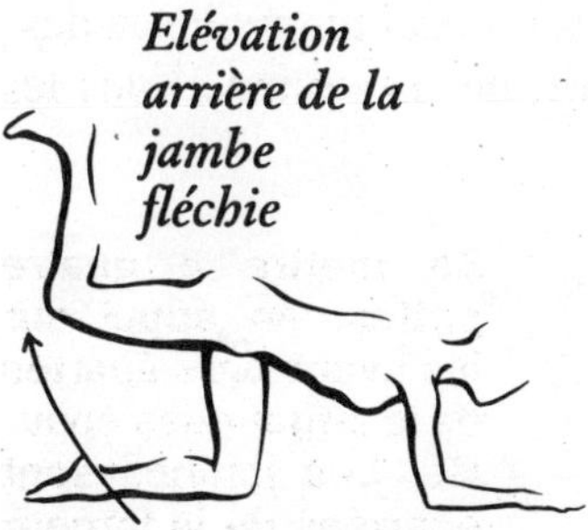

Description
A partir de la position initiale.
Élever la jambe fléchie à l'arrière en **essayant de garder un angle constant entre le derrière de la cuisse et le mollet.**
Ne pas monter la jambe au maximum pour éviter de cambrer.
Expirer sur l'élévation de la jambe.

Nombre de mouvements minimum conseillé
2 séries de 8 mouvements dont :
1 série de 8 mouvements de grande amplitude à rythme lent,
1 série de 8 mouvements de moyenne amplitude à rythme moyen.
Chaque jambe.

Exercice C3

Ne pas monter trop haut la jambe

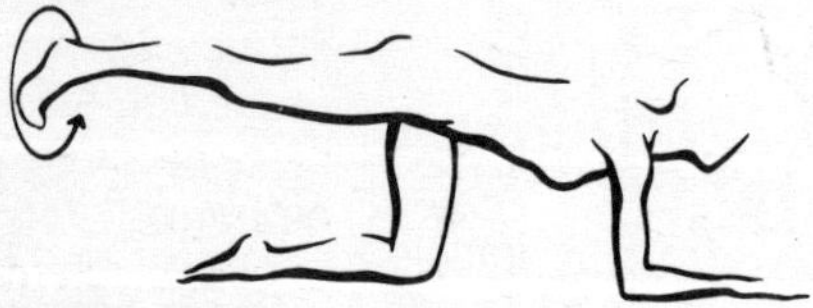

Petits cercles de la jambe

Description
A partir de la position initiale.
Étendre la jambe à l'arrière et exécuter de petits cercles dans un sens et dans l'autre.
Expirer sur une des montées de cercles.

Nombre de mouvements minimum conseillé
3 séries de 15 mouvements à rythme assez rapide.
Chaque jambe.

Exercice D3

Flexion, extension arrière de la jambe

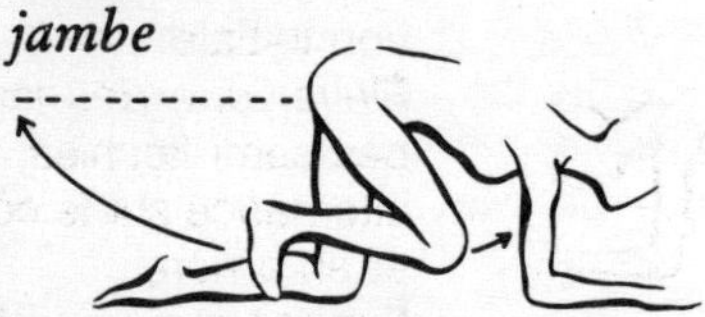

Description
A partir de la position initiale.
Fléchir la jambe vers la poitrine et la tendre à l'arrière.
Expirer sur la flexion de jambe.

Nombre de mouvements minimum conseillé
3 séries de 12 mouvements.
Chaque jambe.

Exercice E3

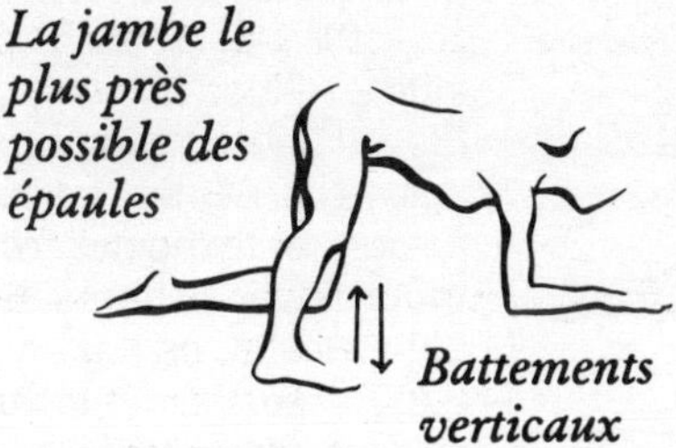

Description

A partir de la position initiale.

Tendre une des jambes sur le côté et exécuter des battements de bas en haut.

Expirer sur la montée de la jambe.

Nombre de mouvements minimum conseillé

2 séries de 8 mouvements dont :
1 série à rythme moyen de petite amplitude,
1 série à rythme lent de grande amplitude.
Chaque jambe.

Exercice F3

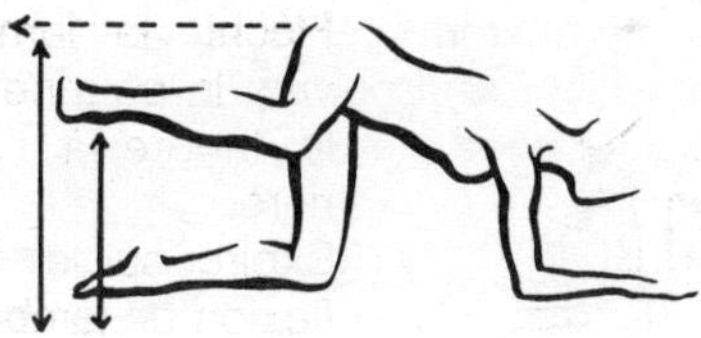

Description

A partir de la position initiale.

Élever une des jambes semi-fléchies, en alternance sur le côté et en arrière.

Expirer sur une des montées de jambes.

Nombre de mouvements minimum conseillé

2 séries de 6 enchaînements de grande amplitude (1 enchaînement = 2 élévations de jambe) à rythme lent.

Exercice G3

La jambe le plus haut possible

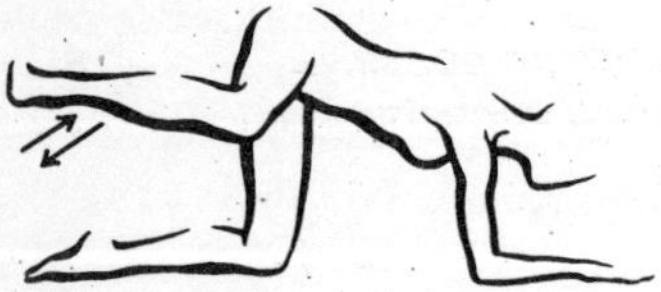

Battements horizontaux

Description

A partir de la position initiale.

Élever une des jambes sur le côté en semi-flexion et exécuter de tout petits battements parallèles au sol.

Expirer sur le déplacement avant de la jambe.

Nombre de mouvements minimum conseillé

3 séries de 8 mouvements à rythme constant.

Chaque jambe.

Exercice H3

Description

A partir de la position initiale.

Élever **deux fois** la jambe en flexion sur le côté et deux fois cette même jambe à l'arrière **mais en extension**.

Expirer sur une des élévations de la jambe.

Elévation de la jambe en flexion

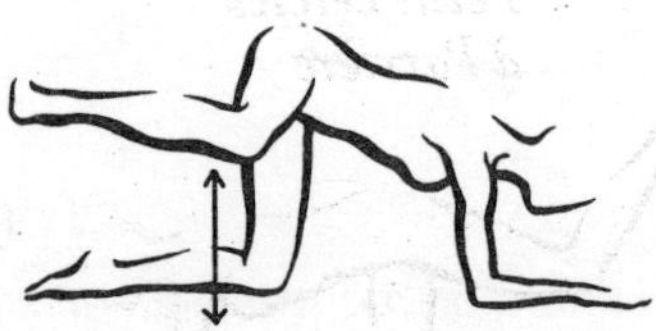

Elévation de la jambe en extension

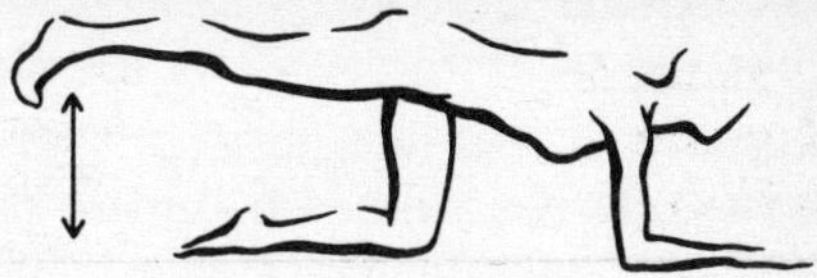

Nombre de mouvements minimum conseillé
3 séries de 8 enchaînements (1 enchaînement = 4 mouvements) à rythme constant.
Chaque jambe.

Exercice 13

Description
A partir de la position initiale.
Avec une des jambes en semi-flexion, exécuter un petit cercle sur le côté et un à l'arrière dans le même sens.
Expirer sur une des montées du cercle.

Nombre de mouvements minimum conseillé
2 séries de 6 enchaînements (1 enchaînement = les 2 cercles dans un sens, puis dans l'autre à rythme constant).
Chaque jambe.

Petits cercles à l'arrière

Petits cercles latéraux

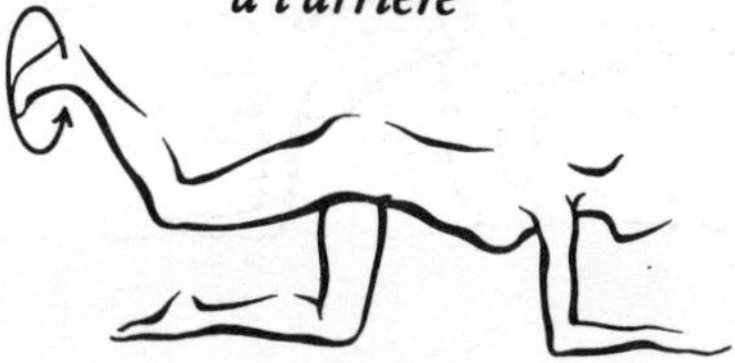

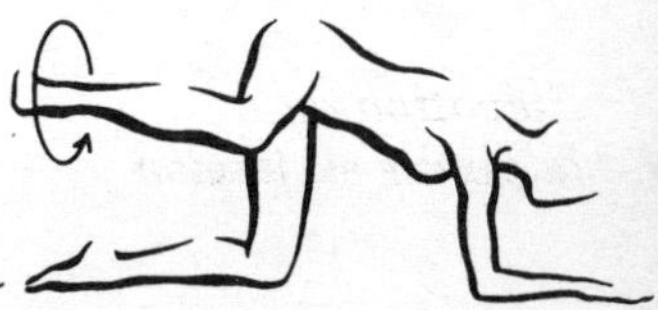

Exercice J3

Description

A partir de la position initiale.

Tendre une des jambes à l'arrière et l'élever en alternance, en mouvements de petite amplitude, avec le pied en flexion, et en mouvements de grande amplitude avec le pied en extension.

Expirer sur la grande élévation.

Elévation arrière de la jambe

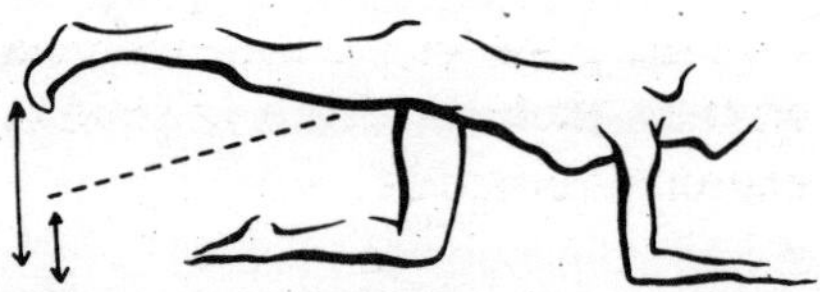

Nombre de mouvements minimum conseillé

3 séries de 8 enchaînements (1 enchaînement = les 2 battements de jambe) à rythme constant.

Chaque jambe.

En position à genoux

(Ces exercices s'adressent plutôt aux personnes ayant déjà pratiqué)

Comme pour les exercices précédents, voici la description **de la position initiale** commune à tous les exercices ci-après :

A partir de la position agenouillée, pencher le buste sur un côté, prendre appui sur le sol avec la main, le bras tendu ou légèrement fléchi.
Étendre la jambe opposée sur le côté.
La main, le genou en appui au sol et la jambe en extension doivent être sur une même ligne.
Ne pas cambrer.

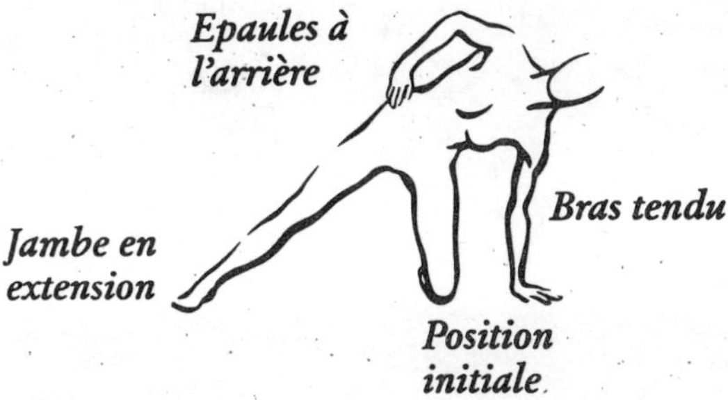

Exercice A4

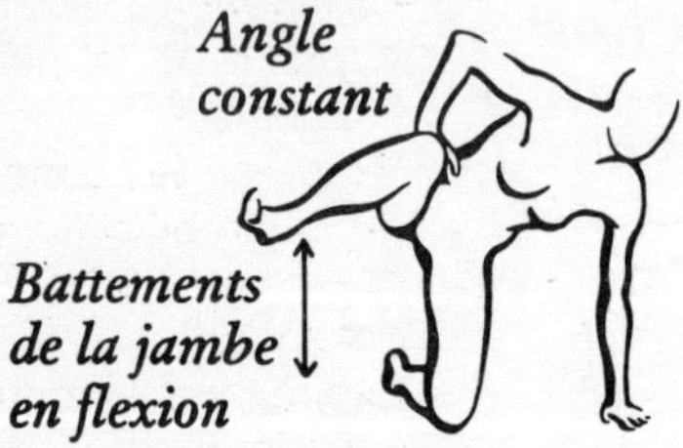

Description

A partir de la position initiale.

Fléchir la jambe d'action et pratiquer des battements à différentes hauteurs.

Expirer sur une des élévations.

Nombre de mouvements minimum conseillé

3 séries de 8 mouvements dont :

— 1 série à rythme moyen de moyenne amplitude,
— 1 série à rythme lent de grande amplitude,
— 1 série à rythme rapide de petite amplitude.

Chaque jambe.

Exercice B4

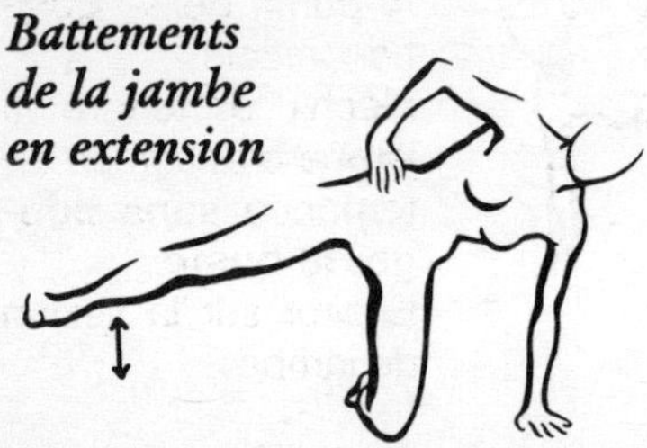

Description

A partir de la position initiale.

Exécuter des battements à différentes hauteurs de la jambe tendue.

Expirer sur une des élévations.

Nombre de mouvements minimum conseillé

3 séries de 8 battements dont :

1 série de mouvements de petite amplitude en position haute,

1 série de mouvements de moyenne amplitude à rythme lent,

1 série de mouvements de grande amplitude à **rythme rapide**.

Chaque jambe.

Exercice C4

Petits cercles à hauteur maximale

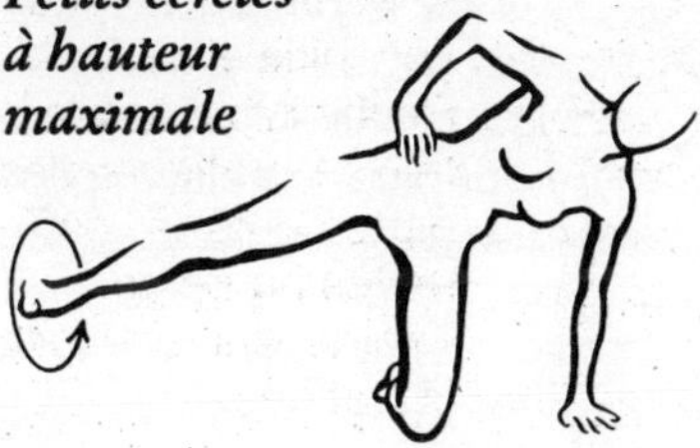

Description
A partir de la position initiale.
Exécuter des cercles de la jambe d'action dans un sens et dans l'autre.
Expirer sur la partie supérieure d'un des cercles.

Nombre de mouvements minimum conseillé
3 séries de 6 cercles de petite amplitude en position haute **à rythme constant** dans un sens puis dans l'autre.
Chaque jambe.

Exercice D4

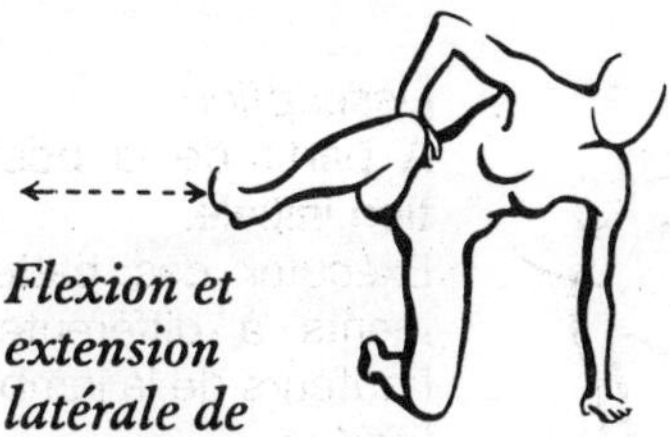

Flexion et extension latérale de la jambe

Description
A partir de la position initiale.
Fléchir et tendre la jambe d'action en alternance **sans bouger le buste**.
Expirer sur la flexion de jambe.

Nombre de mouvements minimum conseillé
2 séries de 8 mouvements à rythme constant.
Chaque jambe.

Exercice E4

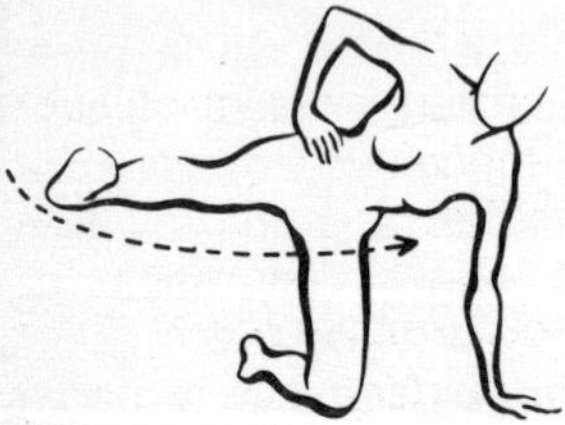

Description

A partir de la position initiale.
Élever la jambe et la ramener vers la poitrine en un mouvement le plus parallèle possible au sol.
Expirer lorsque la jambe se trouve la plus proche de la poitrine.

Nombre de mouvements minimum conseillé

2 séries de 5 mouvements à rythme lent.
Chaque jambe.

Exercice F4

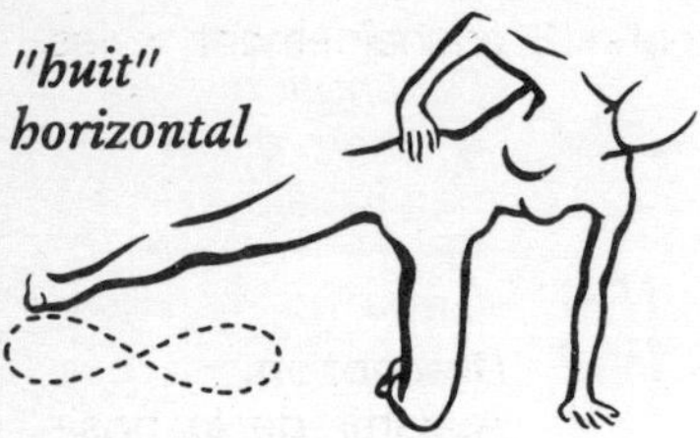

Description

A partir de la position initiale.
Avec la jambe d'action tendue (ou semi-fléchie), « dessiner » un « huit » **horizontal** dans l'espace **devant soi**.
Expirer sur la partie supérieure d'une des boucles du huit.

Nombre de mouvements minimum conseillé

2 séries de 4 « huit » dans un sens puis dans l'autre.
Chaque jambe.

Exercice G4

Description

A partir de la position initiale.
Monter en alternance deux fois la jambe en extension sur le côté et deux fois en flexion devant soi.
Expirer sur une des montées de jambe.

Elévation de la jambe sur le côté

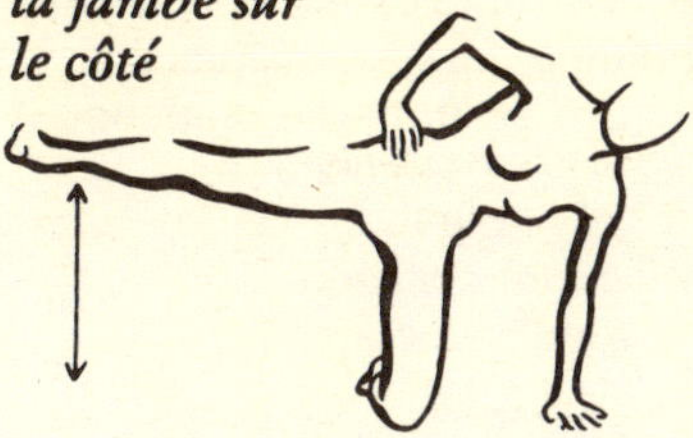

Elévation de la jambe fléchie devant soi

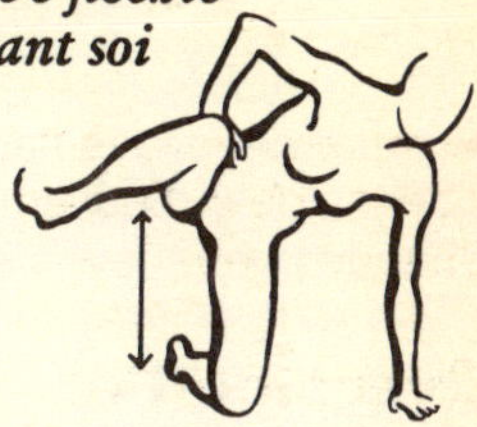

Nombre de mouvements minimum conseillé

2 séries de 6 enchaînements (1 enchaînement = les 4 élévations de jambe).
Chaque jambe.

Exercice H4

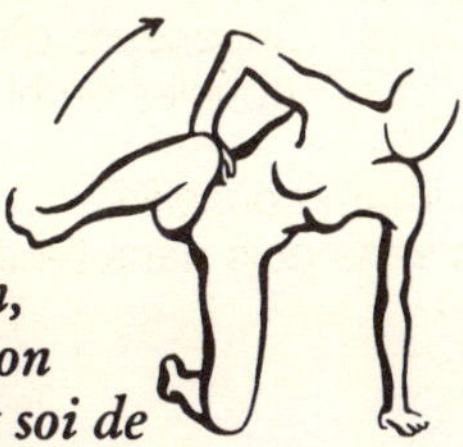

Flexion, extension devant soi de la jambe

Description

A partir de la position initiale.
Pratiquer une flexion-extension d'une des jambes **devant soi** (comme pour donner un coup de pied) en reposant la jambe au sol à chaque fois.
Expirer sur le lancé de jambe.

Nombre de mouvements minimum conseillé

2 séries de 8 mouvements à rythme constant.
Chaque jambe.

Exercice I4

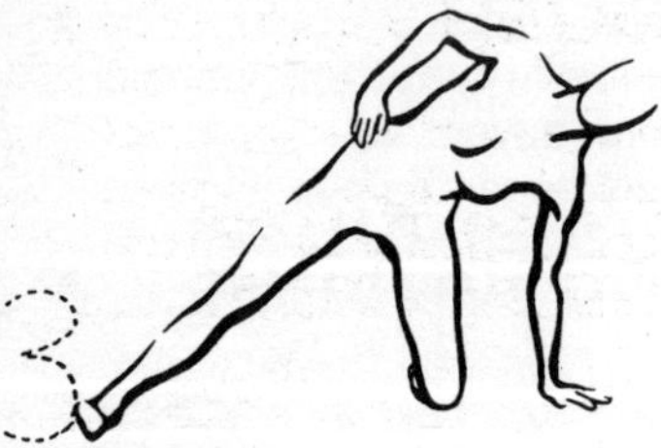

Description
A partir de la position initiale.
Dessiner des « chiffres » dans l'espace avec la jambe d'action bien tendue sur le côté.
Expirer toujours sur la partie supérieure des chiffres.

Nombre de mouvements minimum conseillé
1 série de chiffres de 1 à 10 à rythme constant.
Chaque jambe.

Pensez à la fin de votre séance à étirer votre dos (par exemple avec les exercices C1 ou D1 du chapitre « N'oubliez pas votre dos »).

VOUS NE SAVEZ PAS QUELS EXERCICES PRATIQUER ?

Voici trois exemples de plan d'entraînement

Vous êtes débutante ?

Vous ne disposez que de dix minutes par jour ?

Alors suivez ce petit programme.
Exercices à exécuter sur la base du nombre de séries minimum proposées dans ce chapitre.

Pour s'échauffer :

- Exercice 1.
- Exercice 3.

Pour restructurer la région fessière :

- Exercice G. (A rythme rapide.)
- Exercice A2. (A rythme rapide, puis moyen, puis lent.)
- Exercice B3. (A rythme lent, puis moyen.)

Étirer votre dos avec l'exercice C1 du chapitre « N'oubliez pas votre dos ».

Vous êtes débutante ?

Vous disposez de vingt minutes, trois fois par semaine ?

Exercices à exécuter sur la base du nombre de séries minimum proposées dans ce chapitre.

Pour s'échauffer :

- Exercice 1.
- Exercice 2.

Pour restructurer ses fessiers :

- Exercice A. (A rythme rapide.)
- Exercice C2. (A votre rythme.)
- Exercice A3. (A rythme lent puis rapide.)
- Exercice C3. (A rythme assez soutenu.)
- Exercice J3. (A votre rythme.)

Étirer votre dos avec l'exercice C1 du chapitre « N'oubliez pas votre dos ».

Vous êtes très motivée !

Vous avez déjà pratiqué certains de ces mouvements.

Vous disposez de vingt minutes trois fois par semaine.

Pour s'échauffer :

- Exercice 1.
- Exercice 2.
- Exercice 3.

Pour sculpter vos fessiers :

- Exercice G (3 séries de 15 mouvements). (A rythme rapide.)
- Exercice C1 (3 séries de 12 mouvements). (A rythme rapide.)
- Exercice H2 (3 séries de 8 enchaînements). (A votre rythme.)
- Exercice C3 (3 séries de 20 mouvements). (A rythme assez soutenu.)

Étirer votre dos avec l'exercice D1 du chapitre « N'oubliez pas votre dos ».

[illegible]

Exercices [illegible]
[illegible] [illegible]

Exercices [illegible]
les [illegible]
Exercices pour [illegible]
[illegible] latéraux [illegible]
[illegible]
[illegible]
[illegible]
Exercices [illegible]
[illegible] de la [illegible]
droit.
Exercices pour [illegible]
du ventre [illegible]

Exercices [illegible]
les [illegible]
rence.
Exercices pour le ventre.
Exercices pour l'amélioration des muscles
au niveau de l'estomac.
Exercices pour renforcer et raffermir les
parties latérales du ventre (muscles obliques
et transversal).

CHAPITRE 7

UN VENTRE PLAT ? C'EST POSSIBLE !

- **Le ventre.**
- **Et surtout...**
- **Exercices d'échauffement préparatoires à une séance de musculation abdominale.**
- **Exercices spécifiques d'abdominaux pour les pratiquantes débutantes.**
  Exercices pour tonifier le ventre (surtout la partie inférieure du muscle grand droit et le muscle pyramidal).
  Un surplus pondéral au niveau de l'estomac ?
  Quelques exercices afin d'y remédier (travail de la partie supérieure du muscle grand droit).
  Exercices pour tonifier les parties latérales du ventre (muscle oblique et transverse).
- **Exercices spécifiques d'abdominaux pour les pratiquantes ayant déjà de l'expérience :**
  Exercices pour le ventre.
  Exercices pour l'amélioration des muscles au niveau de l'estomac.
  Exercices pour raffermir et restructurer les parties latérales du ventre (muscles obliques et transverses).

LE VENTRE

Il est composé en partie des muscles suivants :
— le grand droit,
— le grand oblique,
— le petit oblique,
— le transverse.

La plupart du temps, on travaille les abdominaux sans savoir exactement où ils se situent, il est donc important de rappeler où ils se placent.

Les exercices correspondant au renforcement du muscle grand droit sont tout à fait différents de ceux concernant ceux des muscles obliques, par exemple.

L'état abdominal d'un individu présente une influence certaine sur ses fonctions respiratoires, intestinales, et surtout sur l'équilibre de son bassin et de sa colonne vertébrale.

Rappel :
Quand on travaille un relevé de buste, **on exerce la partie supérieure des abdominaux**, c'est-à-dire le muscle grand droit essentiellement au niveau de l'estomac, et lorsque l'on ramène les jambes vers le buste, **on exerce le bas des abdominaux** (c'est-à-dire le ventre).

On insistera sur cette dernière partie.

Il est relativement aisé d'obtenir une paroi abdominale de qualité, en pratiquant **régulièrement** les exercices qui correspondent réellement à sa morphologie.

Comme pour les autres parties du corps, la variation de rythme et d'amplitude articulaire est de rigueur, afin **d'accéder** à un **ventre plat et souple**.

A savoir :
Un entraînement abdominal mal mené aboutit à un ventre tonique mais pas toujours plat.

Ce chapitre est en deux parties :
— Une partie pour les personnes qui ont peu d'expérience.
— Une partie pour les personnes plus confirmées.

ET SURTOUT...

- Si vous êtes débutante, commencez **par muscler votre dos** avant de commencer un entraînement spécifique abdominal.
  Ensuite, procédez **avec progression** les exercices pour néophytes, tout **en continuant la pratique des exercices dorsaux**.

- Ne pas oublier qu'il y **a un équilibre permanent de la colonne vertébrale entre les muscles dorsaux et les muscles abdominaux** : muscler une zone et pas l'autre entraîne automatiquement un déséquilibre susceptible d'occasionner douleurs et traumatismes.

  D'où l'importance de travailler le dos et les abdominaux avec une préférence bien sûr pour la région présentant une atonie marquée.

- **Abstenez-vous de « tirer » sur les vertèbres verticales** en pratiquant des relevés de buste.

- Expirez bien sur la contraction abdominale.

- Pour un maximum d'efficacité, en ce qui concerne les exercices au ventre : essayez de tendre les jambes.

- Ne pas les « descendre » trop vers le sol afin d'éviter tout risque de cambrure lombaire.

- Pensez à décontracter votre cou entre les séries d'abdominaux grâce aux exercices décrits dans le chapitre « N'oubliez pas de vous échauffer ».

EXERCICES D'ÉCHAUFFEMENT PRÉPARATOIRES D'UNE SÉANCE DE MUSCULATION ABDOMINALE

Exercice n° 1

Description
A partir de la position allongée, fléchir une jambe en alternance.
Expirer sur une des flexions.

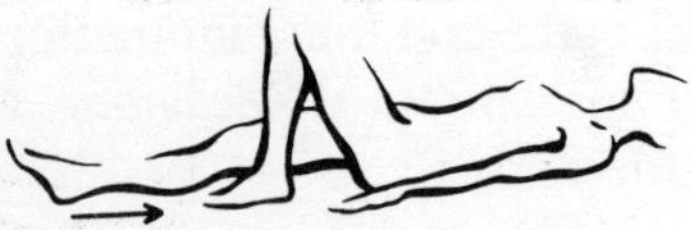

Nombre de mouvements minimum conseillé
2 séries de 6 mouvements.
Chaque jambe.

NOTA : bien placer le talon près de la poitrine, afin de ne pas cambrer.

Exercice n° 2

Description
A partir de la position assise, réaliser cet exercice simple en quatre phases.
Phase 1 :
Fléchir le buste bien droit vers l'avant.
Phase 2 :
Rotation du buste à gauche en posant la main gauche au sol.
Phase 3 :
Fléchir de nouveau le buste vers l'avant.
Phase 4 :
Rotation du buste à droite en posant la main droite au sol.
Expirer sur une des flexions ou rotations.

Nombre de mouvements minimum conseillé
2 séries de 6 enchaînements (1 enchaînement = les 4 phases).

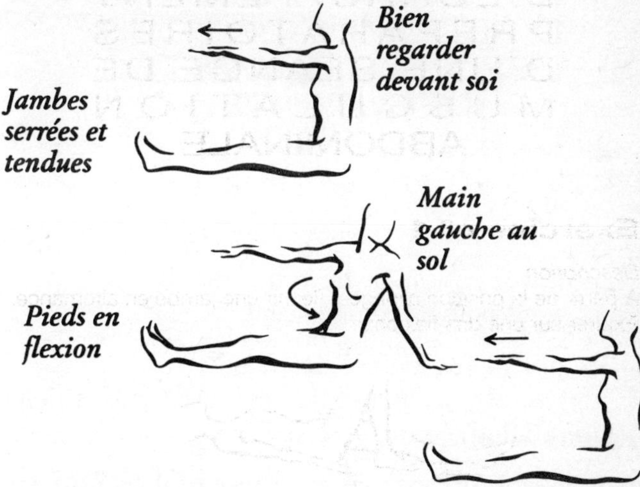

Exercice n° 3

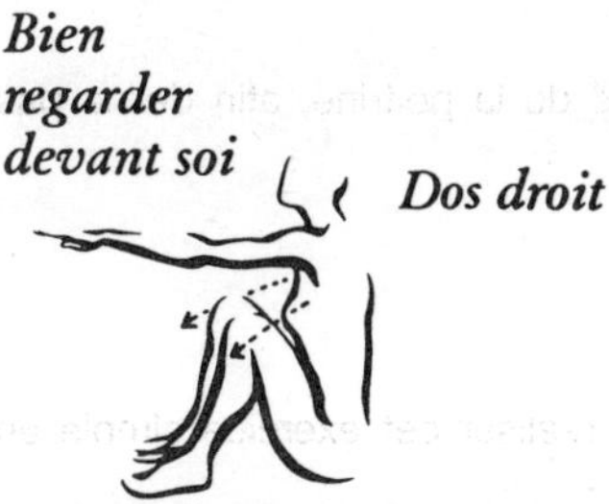

Description
A partir de la position assise, les jambes fléchies et écartées.
Fléchir le buste en alternance à droite et à gauche en gardant les bras parallèles au sol.
Expirer sur une des flexions du buste.

Nombre de mouvements minimum conseillé
2 séries de 8 enchaînements (1 enchaînement = 1 flexion à droite puis à gauche), à rythme constant.

EXERCICES SPÉCIFIQUES D'ABDOMINAUX POUR LES PRATIQUANTES DÉBUTANTES

Vous n'avez pas oublié de vous échauffer ? Alors, vous pouvez commencer !

Si, de plus, vous avez le dos fragile : il vaut mieux ne pratiquer ces exercices qu'en position allongée sur le dos.

Et pensez à alterner les exercices d'abdominaux avec des exercices pour les muscles dorsaux.

Ne pas hésiter d'ici quelques semaines ou mois à pratiquer les exercices du chapitre concernant les personnes plus entraînées, si vous vous en sentez capable !

Exercices pour tonifier le ventre

(surtout le bas du muscle grand droit et le muscle pyramidal)

Exercice A

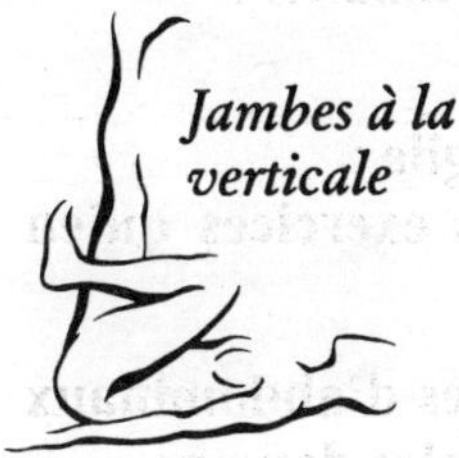

Description
A partir de la position allongée, les jambes à la verticale, fléchir en alternance une jambe après l'autre, sur l'abdomen, la tête en appui au sol.
Expirer sur une des flexions.

Nombre de mouvements minimum conseillé
2 séries de 10 mouvements à rythme constant.

Exercice B

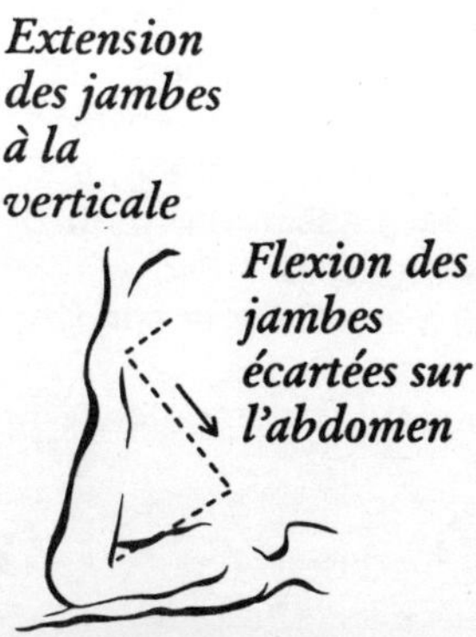

Description
A partir de la position allongée, fléchir les deux jambes **écartées** sur l'abdomen et les étendre à la verticale serrées.
Expirer sur la flexion de la jambe.

Nombre de mouvements minimum conseillé
2 séries de 8 flexions-extensions à rythme constant.

Exercice C

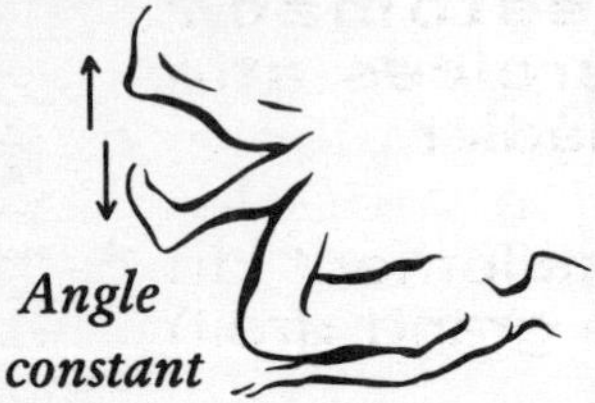

Description
A partir de la position allongée, réaliser de petits battements verticaux des jambes semi-fléchies et peu écartées.
Expirer sur un des battements.

Nombre de mouvements minimum conseillé
2 séries de 12 petits battements à rythme assez rapide.

Exercice D

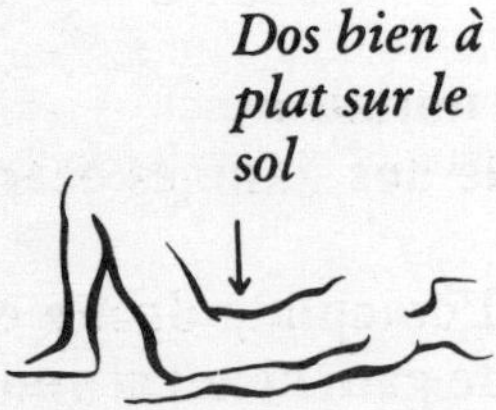

Description
A partir de la position allongée, les deux jambes repliées, contracter simplement les abdominaux puis les relâcher progressivement.
Expirer sur la contraction.

Nombre de mouvements minimum conseillé
2 séries de 6 contractions **très lentes**.

Exercice E

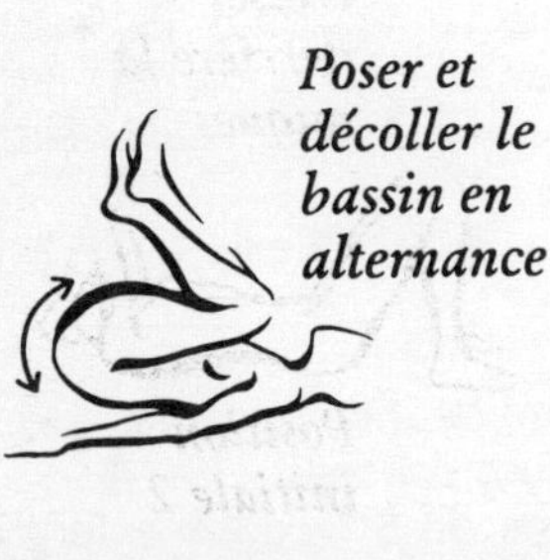

Description
A partir de la position allongée, les jambes fléchies et croisées sur l'abdomen, soulever le bassin en mouvements réguliers.
Prendre appui sur le sol avec les mains.
Expirer sur les montées du bassin.

Nombre de mouvements minimum conseillé
2 séries de 8 mouvements à rythme assez rapide.

Un surplus pondéral au niveau de l'estomac ? Quelques exercices afin d'y remédier

(Travail essentiellement du haut du muscle grand droit)

Pour plus de facilité, une position initiale sert de base aux exercices ci-après.

Description de cette position initiale :
De la position allongée, sur le dos, jambes écartées et fléchies.
Placer la main gauche sous l'omoplate droite et la main droite sous l'omoplate gauche ou si vous êtes suffisamment souple : croiser les mains derrière la nuque, sans tirer sur les vertèbres cervicales.

Mains croisées derrière les omoplates

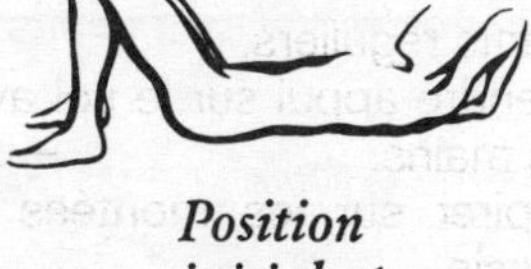

Position initiale 1

Doigts croisés derrière la nuque

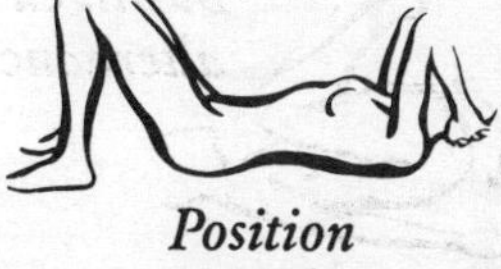

Position initiale 2

Exercice A1

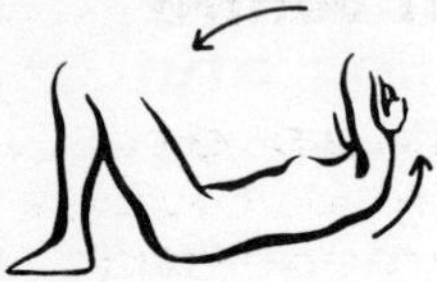

Description
A partir de la position initiale 1 ou 2.
Exécuter des relevés de buste.
Expirer sur la montée du buste.

Nombre de mouvements minimum conseillé
2 séries de 8 relevés de buste à rythme constant.

Exercice B1

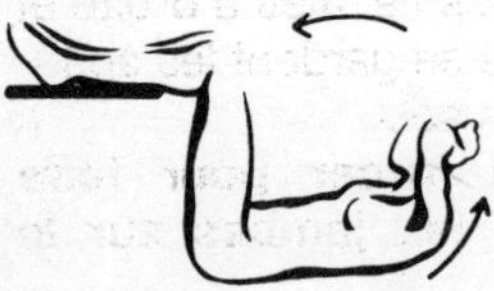

Description
A partir de la position initiale.
Poser les mollets sur une chaise et pratiquer des séries de 5 relevés de buste.
Possibilité de reposer la tête au sol.
Expirer sur un des relevés.

Nombre de mouvements minimum conseillé
4 séries de 5 relevés de buste à rythme constant.

Exercice C1

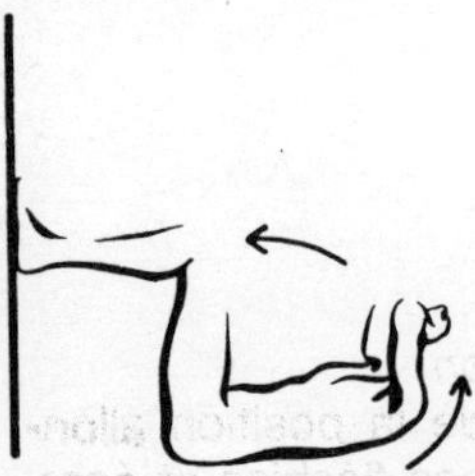

Description
A partir de la position initiale.
Prendre appui avec les jambes en semi-flexion contre un mur et relever doucement le buste.
Reposer la tête au sol à chaque fois.
Expirer en redressant le buste.

Nombre de mouvements minimum conseillé
3 séries de 5 mouvements.

Exercices pour tonifier les parties latérales du ventre

(muscles obliques et transverse)

Exercice A2

Passage des jambes à droite et à gauche

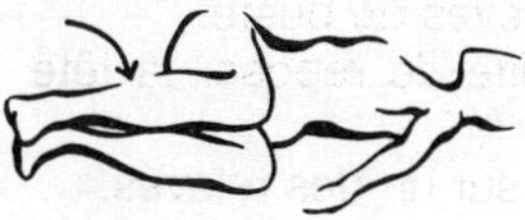

Description
A partir de la position allongée sur le dos, faire passer les jambes fléchies à droite et à gauche en gardant les épaules sur le sol.
Ne pas forcer pour faire toucher les jambes sur le sol.
Expirer lors du passage des jambes dans l'axe du corps.

Nombre de mouvements minimum conseillé
2 séries de 8 mouvements (4 à gauche, 4 à droite). A rythme lent.

Exercice B2

Le coude touche le genou opposé

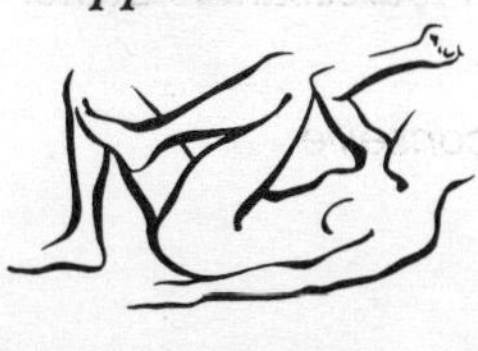

Description
A partir de la position allongée, jambes fléchies et écartées.
Faire se toucher le coude droit avec le genou gauche et le coude gauche avec le genou droit.
Reposer les bras et la tête au sol à chaque fois.

Expirer sur l'élévation simultanée de la jambe et du buste.

Nombre de mouvements minimum conseillé
2 séries de 4 enchaînements à rythme lent.

Exercice C2

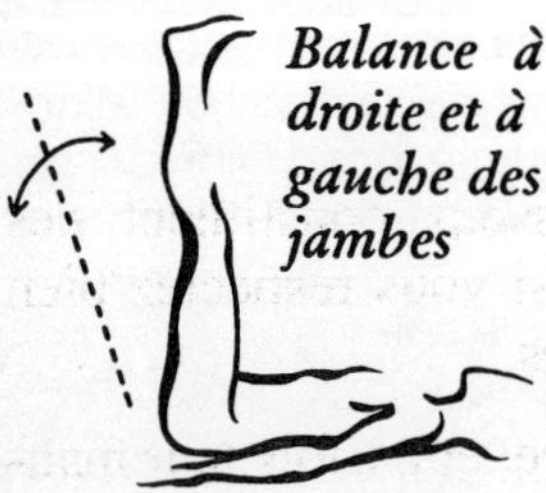

Description
A partir de la position allongée, tendre les jambes serrées à la verticale et les faire basculer par mouvements **de petite amplitude à gauche et à droite**.
Les bras sont écartés à 45°, paumes en appui au sol.
Expirer en revenant à la verticale.

Nombre de mouvements minimum conseillé
2 séries de 8 mouvements à rythme constant.

NOTA : possibilité d'effectuer ces exercices avec les jambes semi-fléchies.

EXERCICES SPÉCIFIQUES D'ABDOMINAUX POUR LES PRATIQUANTES AYANT DÉJÀ DE L'EXPÉRIENCE

Les exercices décrits ci-dessous constituent des **exercices très performants** si vous respectez bien les règles qui y sont attenantes.

Les détails ont leur importance, et parfois leur mauvaise interprétation peut engendrer une concrétisation globale totalement erronée.

Exercices pour le ventre

(Tonification du bas des muscles grand droit et pyramidal)

Choisissez la position de base qui vous convient le mieux à partir de la posture assise.

Que les jambes soient fléchies ou semi-fléchies (si vous n'êtes pas assez souple), **elles doivent toujours revenir le plus près possible du visage**, lors de la réalisation d'un exercice.

Position 1
Si vous présentez une fragilité dorsale :
Exécutez tous les exercices à plat dos, les jambes à 90° afin d'éviter toute cambrure.

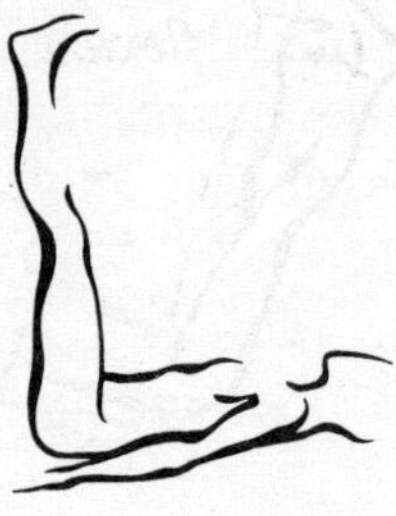

Position 2
Si vous préférez une position confortable, choisissez celle-ci en appui sur les avant-bras.

Jambes le plus près possible du visage

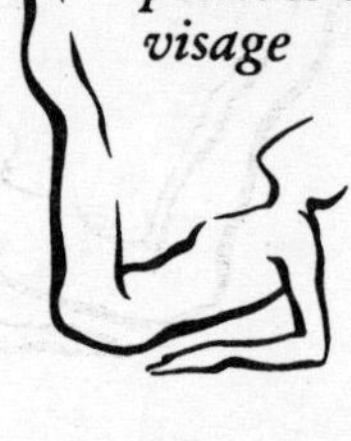

Position 3

Si vous êtes entraînée, prenez appui sur vos mains, les bras en semi-flexion.

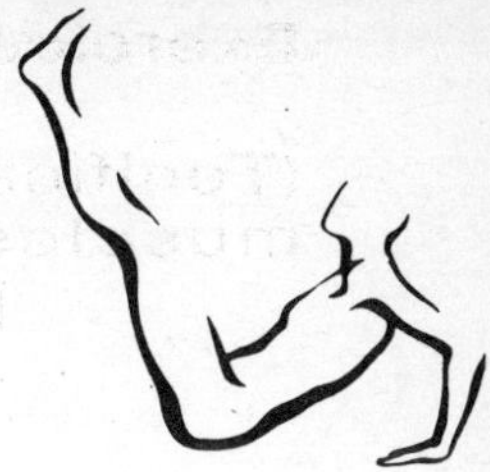

C'EST LA POSITION INTERMÉDIAIRE 2 QUI A ÉTÉ CHOISIE POUR ILLUSTRER LES EXERCICES CI-APRÈS

Exercice A3

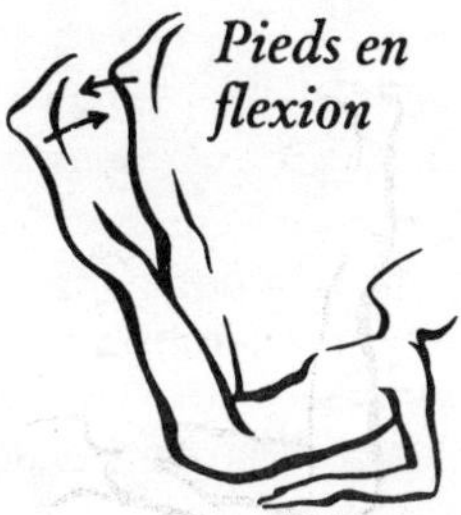

Description

A partir de l'une des positions 1, 2 ou 3, croiser et décroiser les jambes tendues.
Expirer sur un des croisements.

Nombre de mouvements minimum conseillé

3 séries de 10 mouvements de grande amplitude à rythme lent.

Exercice B3

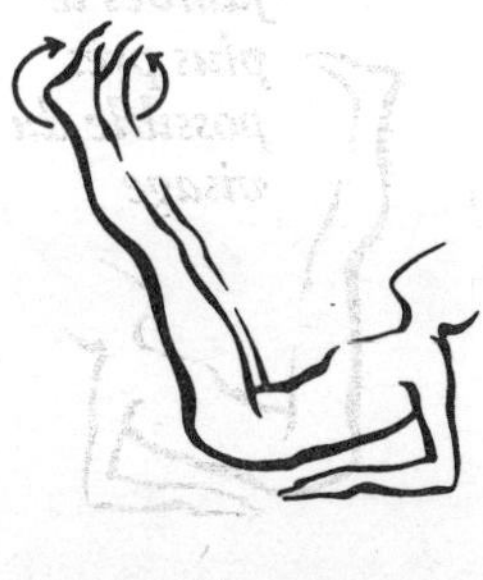

Description

A partir d'une des positions 1, 2 ou 3, exécutez de petits cercles dans un sens et dans l'autre **en alternance** des deux jambes assez écartées. Expirer lorsque les jambes sont le plus près possible du buste.

Nombre de mouvements minimum conseillé

3 séries de 15 cercles à rythme assez rapide.

Exercice C3

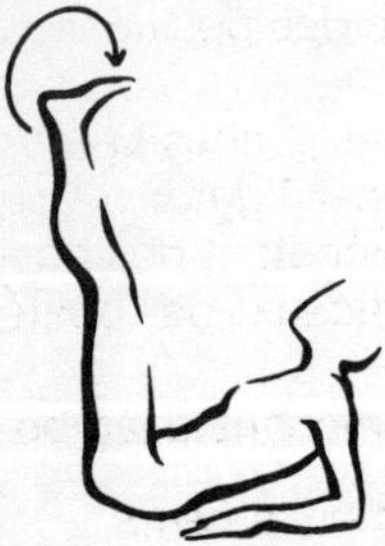

Description
A partir d'une des positions 1, 2 ou 3, exécutez **des cercles dans le même sens**, les jambes tendues et **serrées**.
Expirer lorsque les jambes sont le plus près possible du buste.

Nombre de mouvements minimum conseillé
4 séries de 8 cercles en alternant une série lente, une série rapide.

Exercice D3

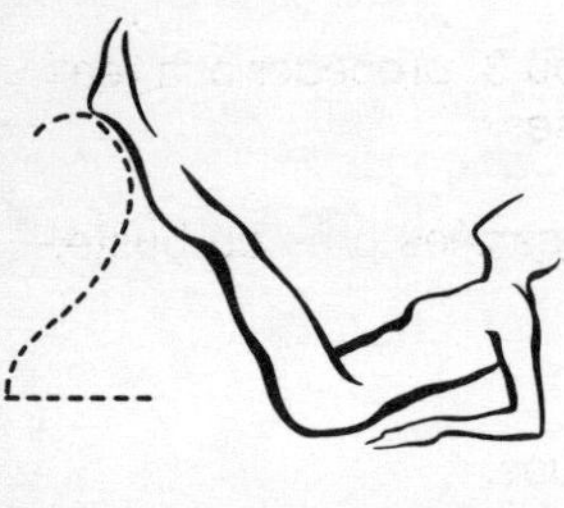

Description
A partir d'une des positions 1, 2 ou 3, les deux jambes serrées et tendues.
Dessiner les chiffres de 1 à 10 dans l'espace.
Expirer lorsque les jambes sont le plus haut possible du buste.

NOTA : Cet exercice est très efficace mais difficile ; mieux vaut donc, simplement si besoin est, faire une pause en milieu de série plutôt que de mal faire.

Exercice E3

Petits battements hauts de la jambe d'action

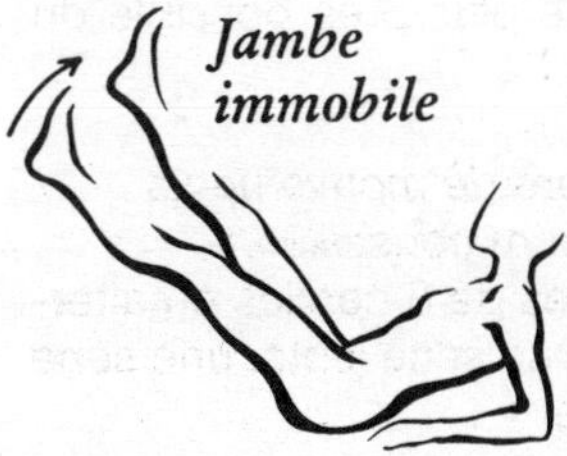

Description
A partir d'une des positions 1, 2 ou 3.
Garder une des jambes **immobile** et ramener l'autre à son niveau, en exécutant des battements verticaux de petite amplitude.
Expirer en ramenant la jambe.

Nombre de mouvements minimum conseillé
3 séries de 8 mouvements à rythme rapide.
Chaque jambe.

Exercice F3

Description
A partir d'une des positions 1, 2 ou 3, procéder à la réalisation de l'exercice en trois phases.
Phase 1 :
Ramener les jambes fléchies et écartées près du buste.
Phase 2 :
Les écarter bien en extension.
Phase 3 :
Les ramener serrées et bien tendues.
Revenir en phase 1.

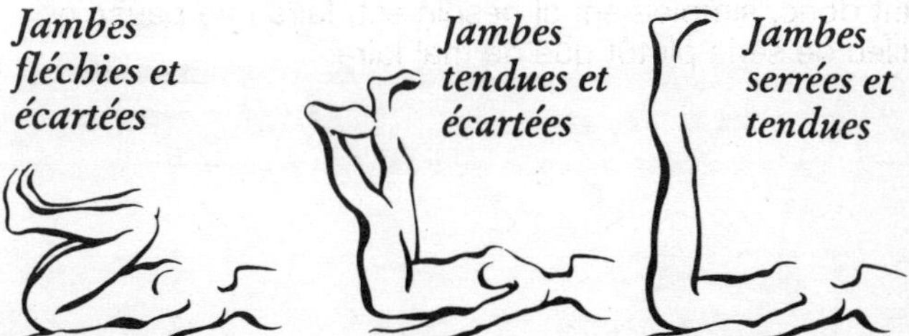

Cet exercice est tout à fait similaire au mouvement de « brasse » en natation.
Expirer en ramenant les jambes.

Nombre de mouvements minimum conseillé
2 séries de 8 enchaînements (1 enchaînement = les 3 phases).

Exercice G3

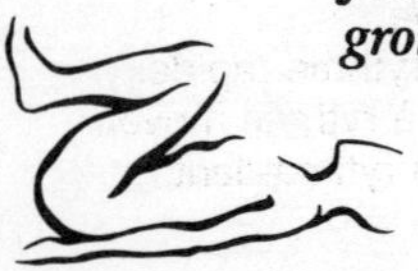

Jambes groupées

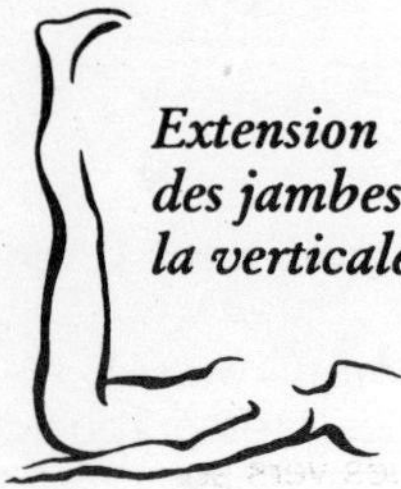

Extension des jambes à la verticale

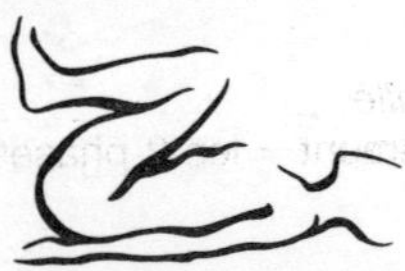

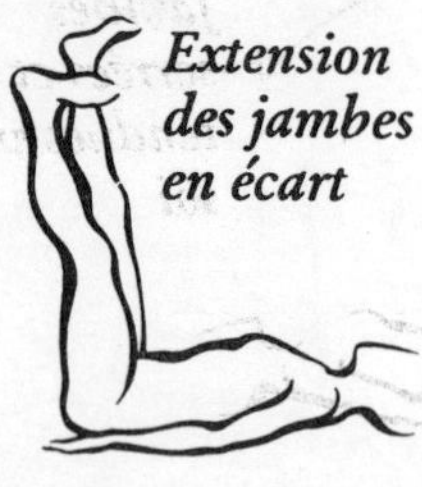

Extension des jambes en écart

Description
A partir d'une des positions 1, 2 ou 3, procéder à la réalisation de cet exercice simple en quatre phases.
Phase 1 :
Ramener les jambes **serrées** sur la poitrine.
Phase 2 :
Extension des jambes tendues et serrées.
Phase 3 :
Retour en phase 1 des jambes.
Phase 4 :
Écart des jambes tendues.
Retour en phase 1.
Expirer sur la phase groupée.

Nombre de mouvements minimum conseillé
3 séries de 6 enchaînements (1 enchaînement = les 4 phases). A rythme constant.

Exercice H3

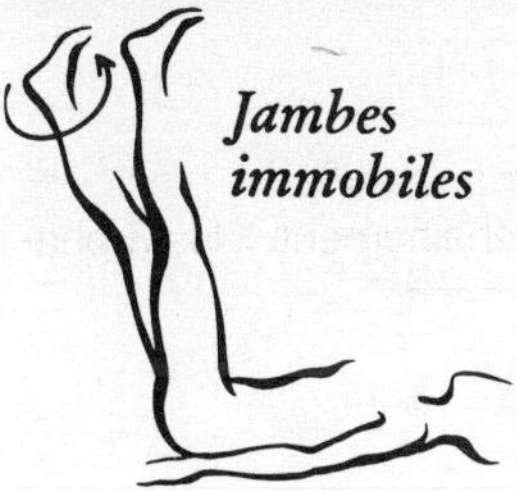

Description
A partir d'une des positions 1, 2 ou 3, une jambe étant immobile, exécuter des cercles avec l'autre. Les deux jambes sont bien tendues avec les pieds en flexion. Expirer sur la montée du cercle.

Nombre de mouvements minimum conseillé
1 série de 8 cercles de petite amplitude à rythme rapide.
1 série de 8 cercles à moyenne amplitude à rythme moyen.
1 série de 6 cercles de grande amplitude à rythme lent.
Dans les deux sens.
Chaque jambe.

Exercice I3

Description
A partir de l'une des positions 1, 2 ou 3.
Exécuter en deux phases.
Phase 1 :
Faire un ciseau des deux jambes tendues.
Phase 2 :
Ramener les deux jambes serrées et tendues vers soi.
Expirer sur la phase 2.

Nombre de mouvements minimum conseillé
2 séries de 8 enchaînements (1 enchaînement = les 2 phases).

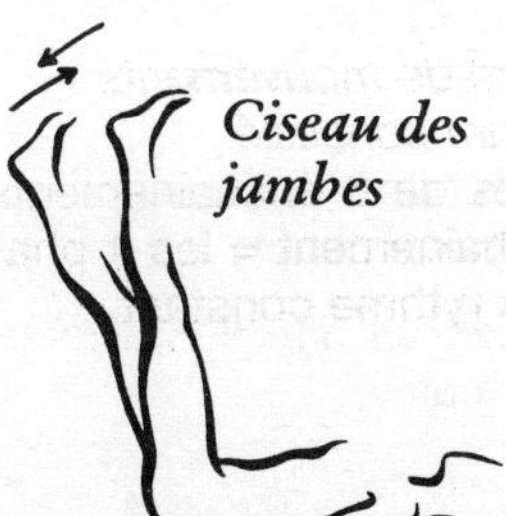

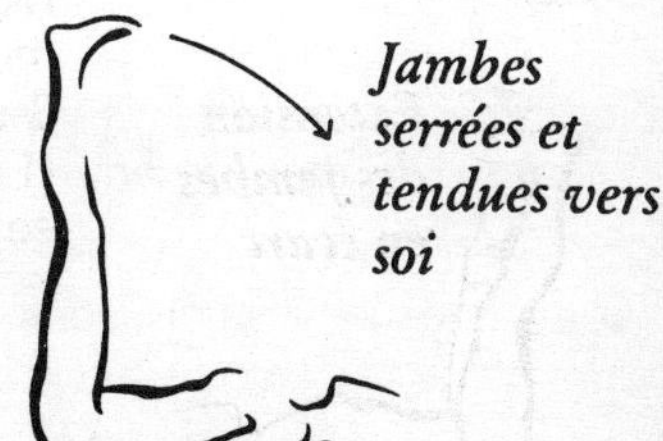

Exercice J3

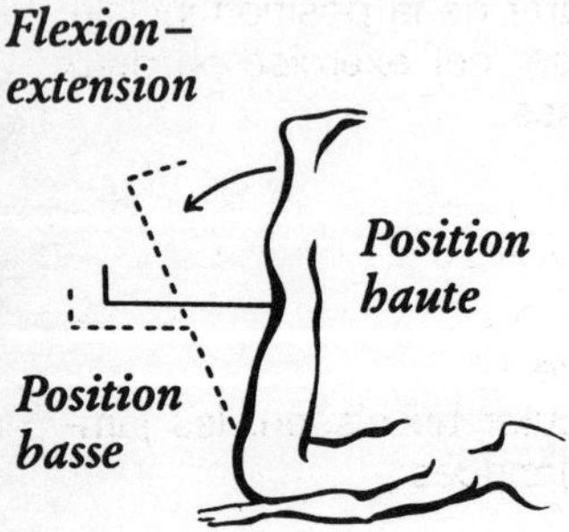

Description
A partir de l'une des positions 1, 2 ou 3, procéder à une flexion-extension des jambes serrées à deux hauteurs différentes.
Expirer sur la flexion des jambes.

Nombre de mouvements minimum conseillé
3 séries de 10 flexions-extensions à rythme constant.

Exercice K3

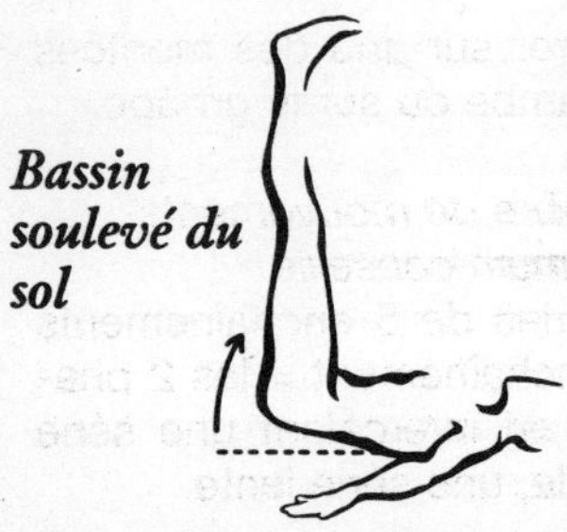

Description
A partir de la position allongée sur le dos.
Élever les jambes serrées et tendues à la verticale en soulevant le bassin.
Les bras sont à 45°, les paumes en appui sur le sol.
Exécuter ainsi de petites élévations en évitant de reposer le bassin au sol.
Expirer sur l'élévation.

Nombre de mouvements minimum conseillé
3 séries de 8 mouvements à rythme constant.

NOTA : si cet exercice vous semble trop difficile, l'exécuter avec les jambes croisées et fléchies.

Exercice L3

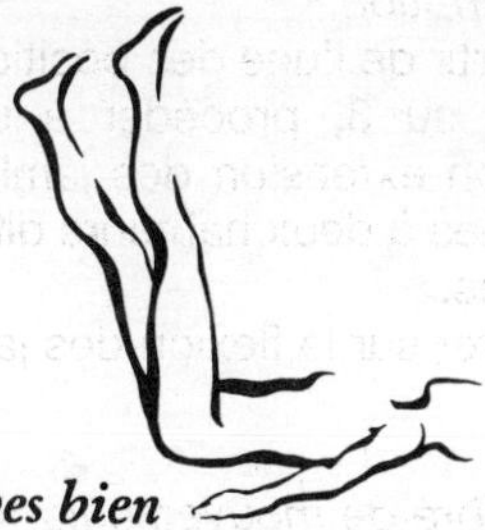

Jambes bien tendues

Description
A partir de la position initiale, réaliser cet exercice en deux phases.

Phase 1 :
Exécuter un ciseau, les jambes tendues.

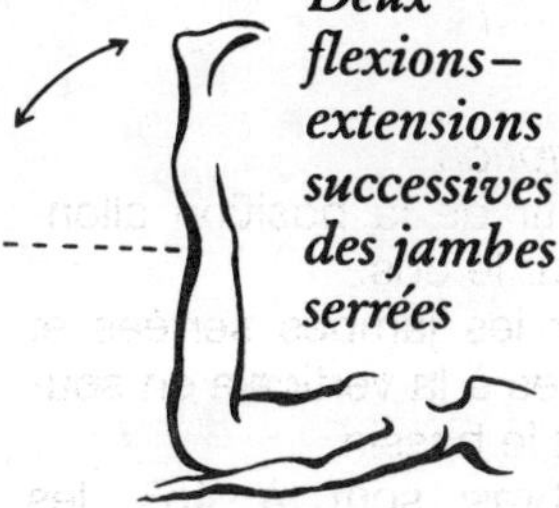

Deux flexions–extensions successives des jambes serrées

Phase 2 :
Enchaîner par deux flexions-extensions de jambes serrées.
Expirer sur une des montées de jambe ou sur le groupé.

Nombre de mouvements minimum conseillé
4 séries de 5 enchaînements (1 enchaînement = les 2 phases) en intercalant une série rapide, une série lente.

Exercice M3

Jambes groupées vers le visage

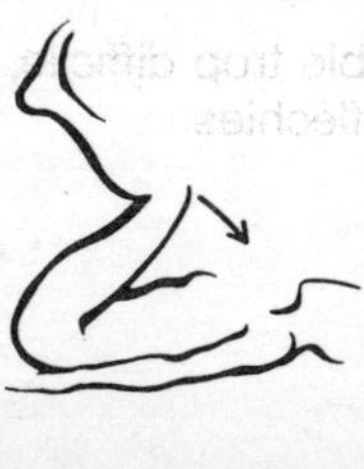

Description
A partir de la position initiale, réaliser cet exercice en deux phases.
Phase 1 :
Ramener les jambes semi-fléchies et serrées vers le visage.

Ecart latéral d'une jambe puis de l'autre

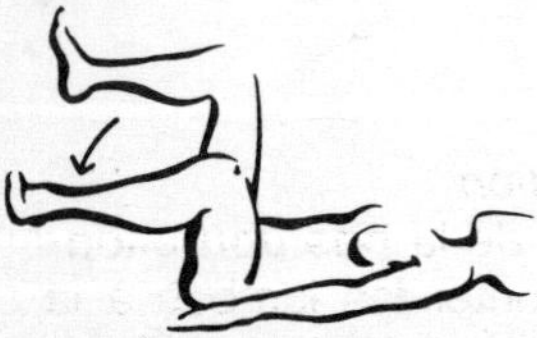

Phase 2 :
Écarter latéralement la jambe gauche, puis la droite. La jambe qui ne s'écarte pas reste immobile.
Revenir les jambes serrées pour exécuter la phase 1.
Expirer en rapprochant les jambes du visage ou en ramenant une des jambes devant soi.

Exercice N3

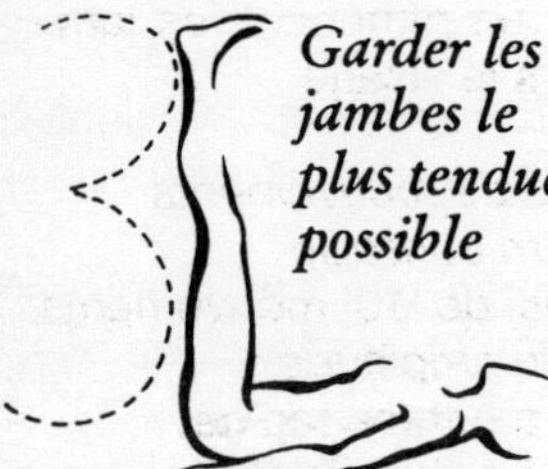

Garder les jambes le plus tendues possible

Description
A partir de la position initiale, les jambes semi-fléchies ou tendues, dessiner les chiffres de 1 à 10 dans l'espace.
Expirer sur la partie supérieure du chiffre.

Nombre de mouvements minimum
1 série.

Exercice O3

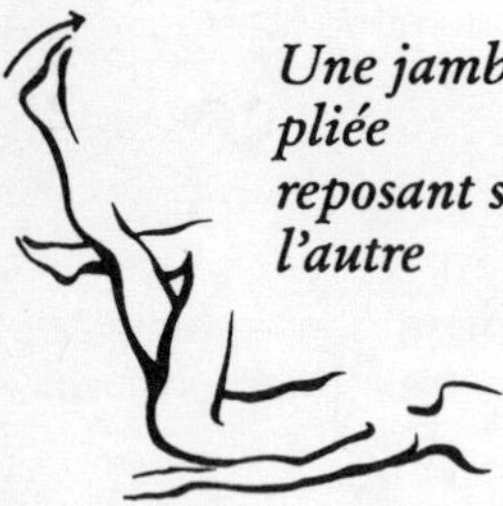

Une jambe pliée reposant sur l'autre

Description
A partir de la position initiale, une jambe repliée sur l'autre, les ramener vers le visage par petits mouvements.
Expirer sur l'élévation.

Nombre de mouvements minimum conseillé
3 séries de 8 mouvements de petite amplitude dont :
1 série à rythme rapide,
1 série à rythme lent,
1 série à rythme rapide.

Exercice P3

Ne pas descendre les jambes en dessous de la verticale

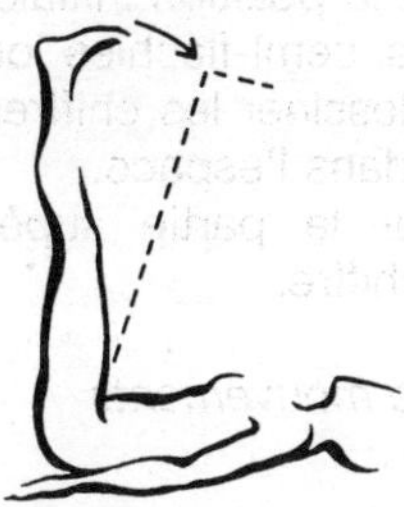

Description
A partir de la **position allongée**, monter les jambes à la verticale, serrées et tendues, pieds en flexion et les ramener vers soi à l'aide de petits battements.
Expirer en ramenant les jambes vers le visage.

Nombre de mouvements minimum conseillé
4 séries de 10 mouvements de faible amplitude :
1 série à rythme rapide,
1 série à rythme lent,
1 série à rythme rapide,
1 série à rythme lent.

Exercices pour l'amélioration de vos muscles au niveau de l'estomac

La position initiale pour la réalisation des exercices ci-après est commune avec celle du sous-chapitre : « Un surplus pondéral au niveau de l'estomac ? Quelques exercices afin d'y remédier ».

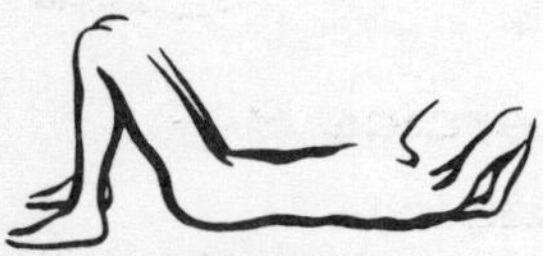

Position initiale 1

RAPPEL DE LA POSITION INITIALE :
A partir de la position allongée, fléchir les deux jambes et les écarter.

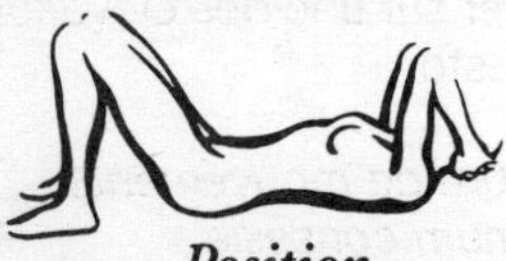

Position initiale 2

Nouer les doigts derrière la nuque ou poser la main gauche sous l'omoplate droite et inversement.

Exercice A4

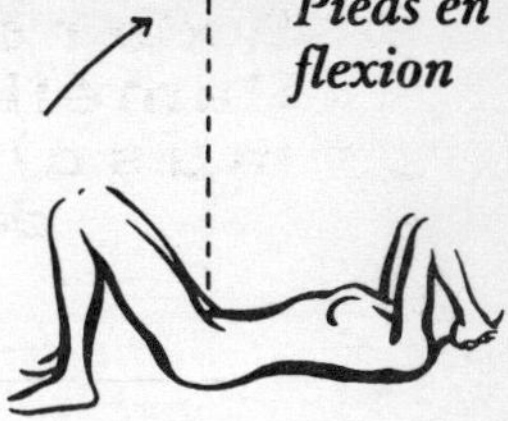

Description
A partir de la position initiale. Tendre les jambes serrées à la verticale et essayer de toucher les pieds avec les mains. Expirer sur l'élévation du buste.

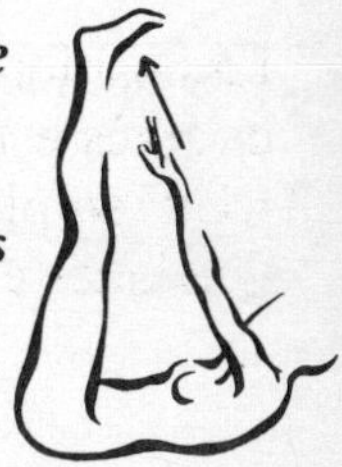

Nombre de mouvements minimum conseillé
3 séries de 8 mouvements à rythme constant.

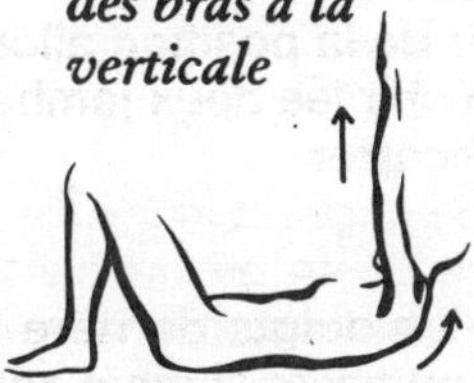

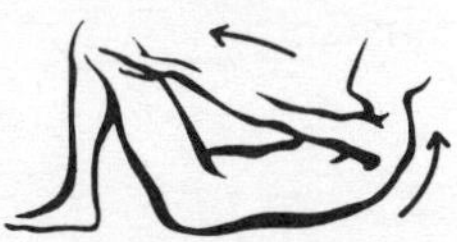

Exercice B4

Description
A partir de la position initiale. Relever le buste, avec en alternance les bras tendus à la verticale et à l'horizontale. Expirer sur une des élévations de buste.

Nombre de mouvements minimum conseillé
3 séries de 8 enchaînements (1 enchaînement = les 2 relevés de buste différents).

NOTA : possibilité de reposer la tête au sol à chaque fois, si l'exercice s'avère trop difficile, mais en conservant le menton sur la poitrine, afin d'éviter tout traumatisme cervical.

Exercice C4

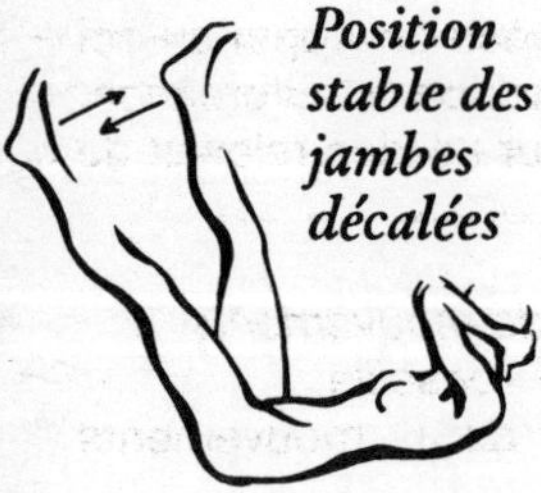

Position stable des jambes décalées

Description

A partir de la position initiale. Placer les jambes tendues pieds en flexion, en petit **ciseau haut.**

Garder cette position de jambe immobile et exécuter de petits relevés de buste.

Expirer en redressant le buste.

Nombre de mouvements minimum conseillé

4 séries de 8 relevés de buste à rythme constant.

Changer la position des jambes à chaque série.

Exercice D4

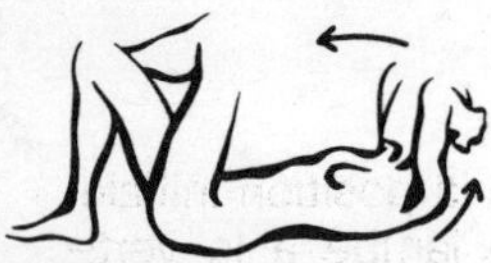

Description

A partir de la position initiale. Relever le buste en croisant simultanément en alternance la jambe droite sur la gauche et inversement.

Expirer en redressant le buste.

Nombre de mouvements minimum conseillé

4 séries de 8 relevés de buste à rythme constant.

Exercice E4

Redressement du buste avec les pieds au sol

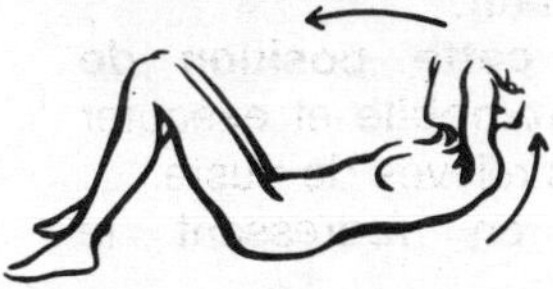

Redressement du buste avec les jambes soulevées

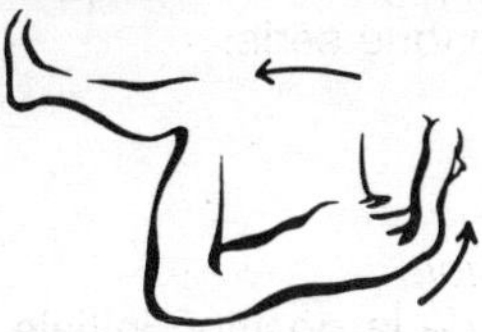

Description
A partir de la position initiale. Relever le buste avec les jambes écartées en appui au sol et en élévation en alternance. Expirer sur un des relevés de buste.

Nombre de mouvements minimum conseillé
4 séries de 6 mouvements dont :
1 série à rythme rapide,
1 série à rythme lent,
1 série à rythme rapide,
1 série à rythme lent.

NOTA : possibilité pour l'élévation des jambes de prendre appui contre un mur.

Exercice F4

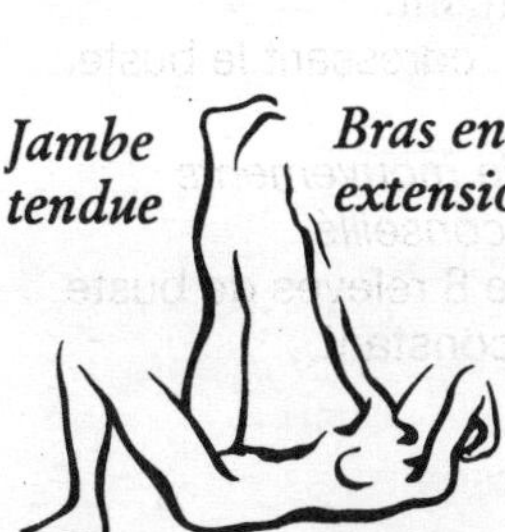

Description
A partir de la position initiale, élever une jambe à la verticale et essayer de toucher son pied avec la main correspondante.
Inverser la position à chaque relevé de buste.
Expirer sur une des élévations.

Nombre de mouvements minimum conseillé
4 séries de 5 mouvements à rythme assez lent.

Exercice G4

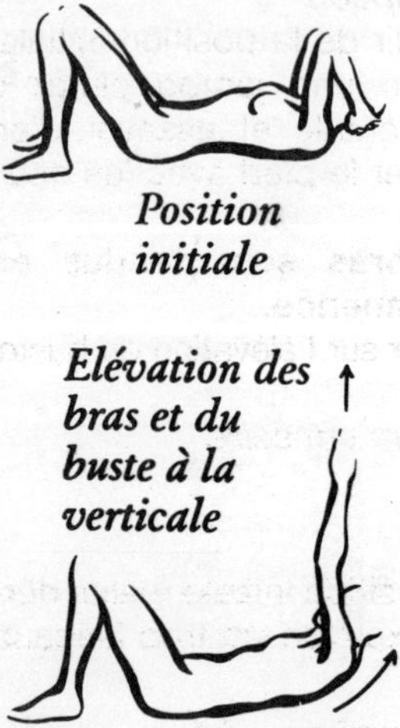

Description

A partir de la position initiale. Élever simultanément le buste et les bras à la verticale. Ramener à chaque fois les mains à l'arrière de la tête. Expirer sur l'élévation.

Nombre de mouvements minimum conseillé

4 séries de 5 mouvements dont :

1 série rapide,
1 série lente,
1 série rapide,
1 série lente.

Exercice H4

Passage de la position au sol à la position debout

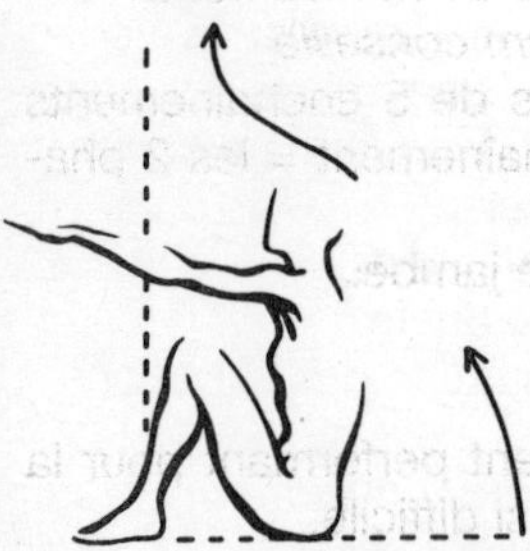

Description

A partir de la position initiale. Les bras placés devant soi, essayer de se mettre en position debout. S'efforcer de ne pas poser les mains au sol. Expirer sur l'effort en se redressant.

Nombre de mouvements minimum conseillé

5 redressements.

Exercice I4

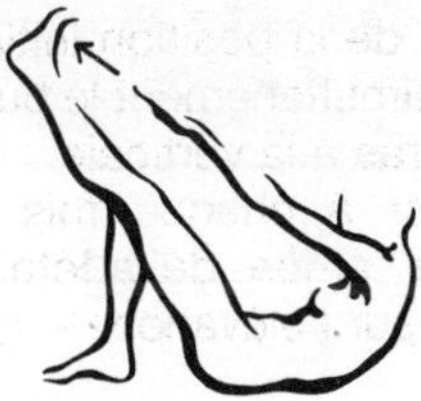

Description

A partir de la position initiale. Tendre une jambe plutôt à l'horizontale et essayer d'en toucher le pied avec les deux mains.

Les bras sont tendus en permanence.

Expirer sur l'élévation du buste.

Nombre de mouvements minimum conseillé

2 séries de 6 mouvements.

Chaque jambe.

NOTA : possibilité de revenir en position initiale mains derrière la nuque à chaque fois si l'exercice est trop fatigant.

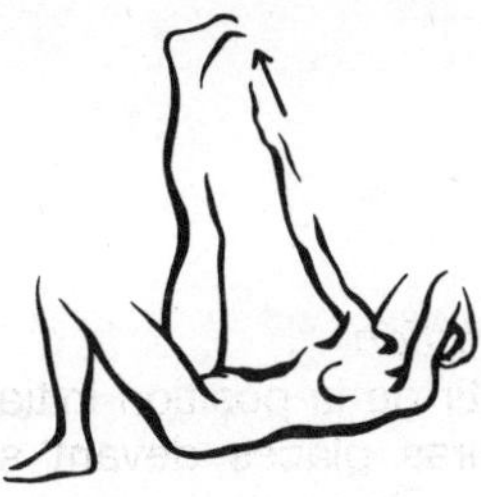

Exercice J4

Description

A partir de la position initiale, toucher le pied d'une des jambes une fois à la verticale, une fois à l'horizontale.

Expirer sur une des élévations.

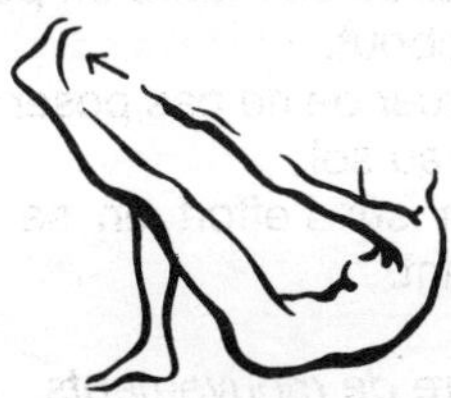

Nombre de mouvements minimum conseillé

2 séries de 5 enchaînements (1 enchaînement = les 2 phases).

Chaque jambe.

NOTA : cet exercice est extrêmement performant pour la restructuration du ventre, mais aussi difficile.

Il est donc possible de reposer la tête au sol à chaque fois. Mais : **en gardant le menton contre la poitrine et en prenant soin de ne pas cambrer**.

Exercices pour raffermir et restructurer les parties latérales du ventre (muscles obliques et transverses)

Exercice A5

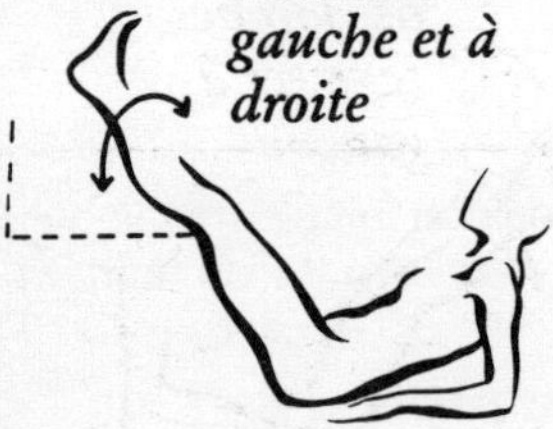

Flexion–extension à gauche et à droite

Description
A partir de la position assise, en appui sur les avant-bras.
Sans bouger les épaules, pratiquer les flexions-extensions à droite et à gauche.
Expirer sur l'extension.

Nombre de mouvements minimum conseillé
3 séries de 8 mouvements à rythme constant.

NOTA : ne pas trop descendre les jambes vers le sol sur l'extension.

Exercice B5

Description
A partir de la position assise en appui sur les avant-bras, procéder en 4 phases pour réaliser cet exercice.
Phase 1 :
Jambes ramenées, groupées vers la poitrine.
Phase 2 :
Extension des jambes écartées à droite.
Phase 3 :
Identique à la phase 1.
Phase 4 :
Extension des jambes écartées à gauche.
Expirer sur une des extensions.

Nombre de mouvements minimum conseillé
2 séries de 8 enchaînements (1 enchaînement = les 4 phases). A rythme constant.

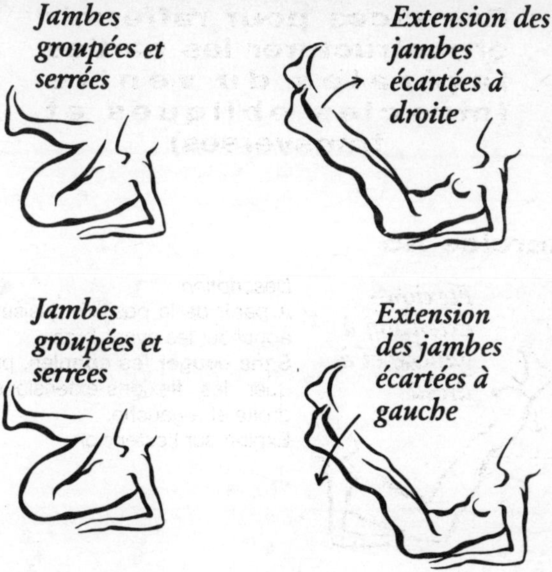

Exercice C5

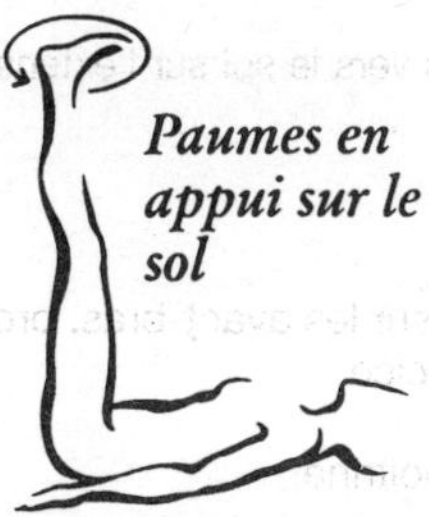

Description

A partir de la position allongée au sol, tendre les jambes serrées à la verticale, pieds en flexion.

Les décaler légèrement sur la gauche et exécuter de petits cercles, dans un sens puis dans l'autre.

Procéder de façon identique à droite. Les bras sont tendus à 45°.

Expirer lorsque les jambes sont le plus près possible du visage.

Nombre de mouvements minimum conseillé

2 séries de 6 cercles, dans un sens et dans l'autre.
De chaque côté. A rythme constant.

Exercice D5

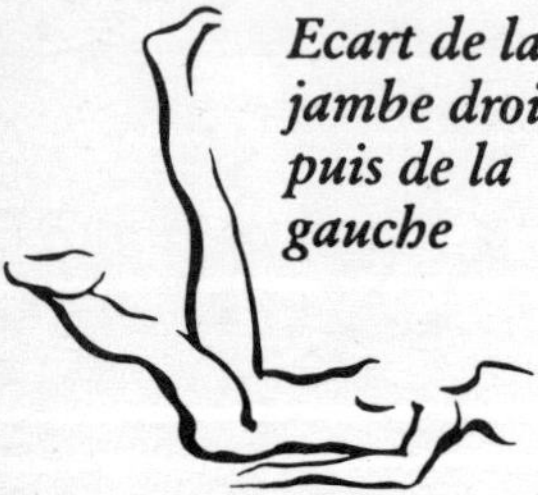

Ecart de la jambe droite puis de la gauche

Description

A partir de la position allongée au sol, les jambes tendues et serrées à la verticale, les pieds en flexion.

Procéder en quatre phases pour réaliser cet exercice.

Phase 1 :

Décaler la jambe droite, à droite, en gardant la gauche immobile.

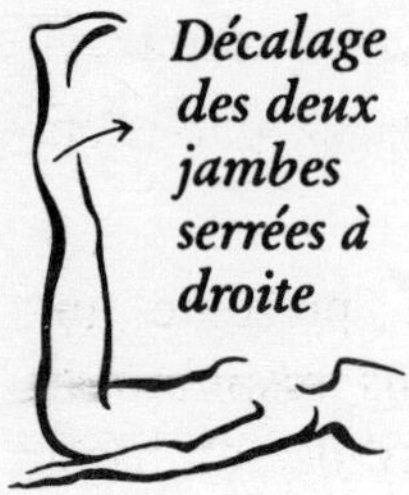

Décalage des deux jambes serrées à droite

Phase 2 :

Décaler la jambe gauche à gauche.

Phase 3 :

Décaler légèrement les deux jambes serrées à droite.

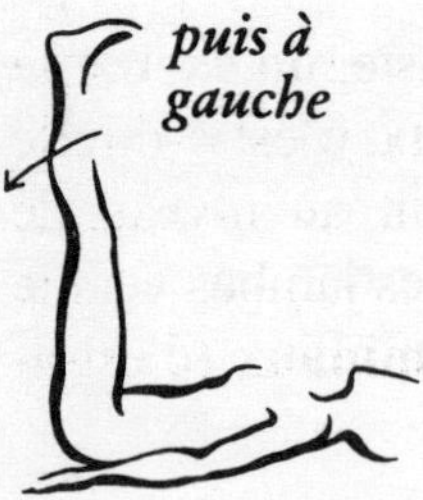

puis à gauche

Phase 4 :

Décaler les deux jambes serrées à gauche.

Expirer un mouvement sur deux.

Nombre de mouvements minimum conseillé

2 séries de 8 enchaînements (1 enchaînement = les 4 phases). A rythme constant.

Exercice E5

Garder les jambes bien tendues

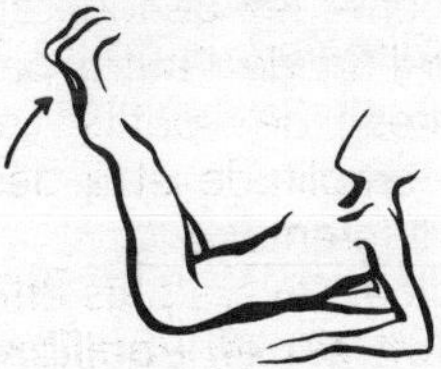

Description
A partir de la position assise, en appui sur les avant-bras. Élever les jambes à la verticale.
Balancer le plus possible les jambes tendues et serrées à droite et à gauche **sans bouger les épaules**.
Expirer en ramenant les jambes.

Nombre de mouvements minimum conseillé
3 séries de 8 enchaînements (1 enchaînement = 1 balancé à droite et un à gauche), **à rythme lent**.

Exercice F5

Ne pas descendre les jambes

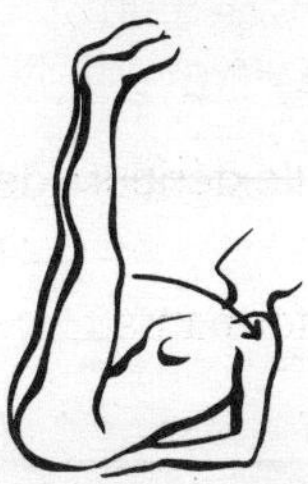

Description
A partir de la position assise, en appui sur les avant-bras, les jambes tendues et serrées à la verticale.
Déplacer en alternance les jambes vers l'épaule droite et vers l'épaule gauche en revenant **à chaque fois à la verticale**.
Expirer sur l'effort : en ramenant les jambes vers l'une des épaules.

Nombre de mouvements minimum conseillé
2 séries de 10 enchaînements (1 enchaînement = 1 balancé à droite et un à gauche) à rythme constant.

Exercice G5

Balancer à droite et à gauche

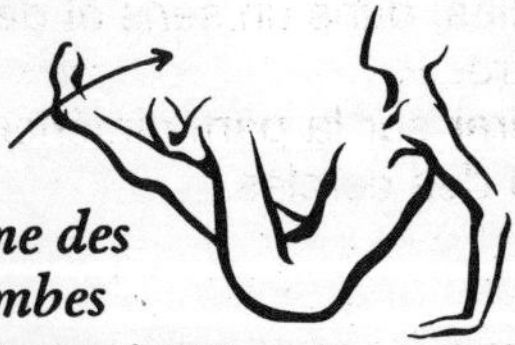

Une des jambes reposant sur l'autre

Description

A partir de la position assise en appui sur les mains, sans bouger les épaules.
Diriger le plus loin possible la jambe droite vers la droite, la jambe gauche fléchie reposant sur elle.
Inverser à chaque fois.
Expirer lors du changement de position des jambes.

Nombre de mouvements minimum conseillé
3 séries de 5 enchaînements (1 balancé à gauche, 1 balancé à droite), à rythme constant.

Exercice H5

Pieds en flexion

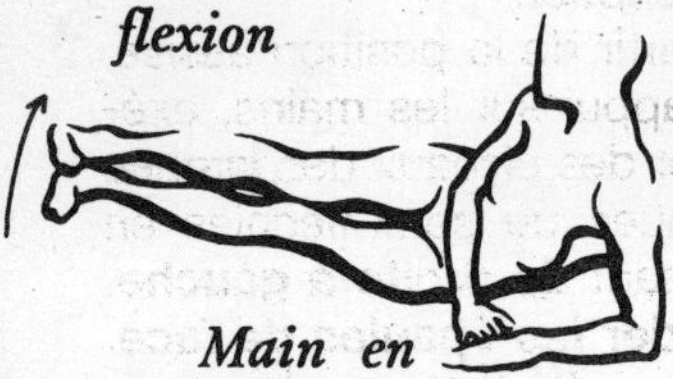

Main en appui au sol

Description

A partir de la position latérale au sol, **en appui sur un avant-bras**, les jambes serrées et tendues ramenées à 90°.
Les élever à différentes hauteurs.
Expirer sur l'élévation des jambes.

Nombre de mouvements minimum conseillé
3 séries de 8 mouvements dont :
1 série de petite amplitude, à rythme rapide,
1 série de moyenne amplitude, à rythme moyen,
1 série de grande amplitude à rythme lent.
Chaque jambe.

NOTA : si cet exercice vous semble trop difficile, n'hésitez pas à :
— soit fléchir les jambes,
— soit **les reposer** au sol après chaque élévation.

Exercice I5

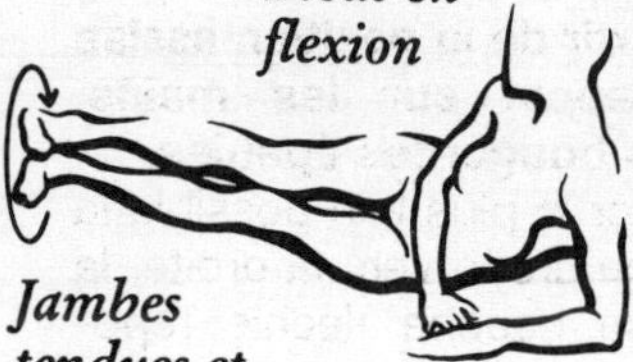

Description
A partir de la même position que H5, exécuter de **petits** cercles, dans un sens et dans l'autre.
Expirer sur la partie inférieure d'un des cercles.

Nombre de mouvements minimum conseillé
3 séries de 5 cercles de petite amplitude dans un sens puis dans l'autre.

NOTA : comme pour l'exercice précédent, il est possible de fléchir les jambes si cet exercice vous semble trop difficile.

Exercice J5

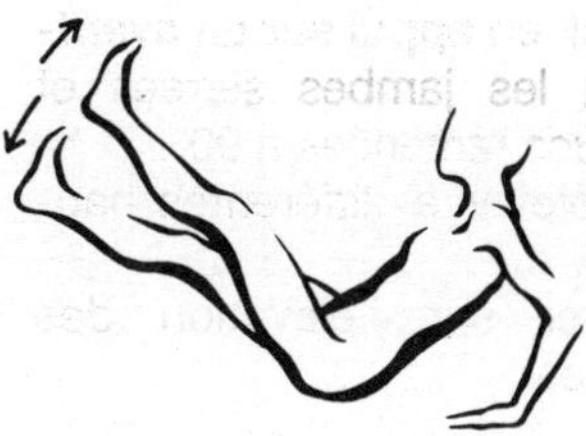

Description
A partir de la position assise, en appui sur les mains, exécuter des ciseaux des jambes tendues ou semi-fléchies en passant **de droite à gauche. Garder les épaules de face.** Expirer lorsqu'une des jambes est près du visage.

Nombre de mouvements minimum conseillé
2 séries de 5 enchaînements (1 enchaînement = 1 ciseau à droite, 1 ciseau de face, 1 ciseau à gauche), dont :
1 série de petite amplitude à rythme rapide avec les jambes semi-fléchies,
1 série de grande amplitude à rythme lent avec les jambes tendues.

Exercice K5

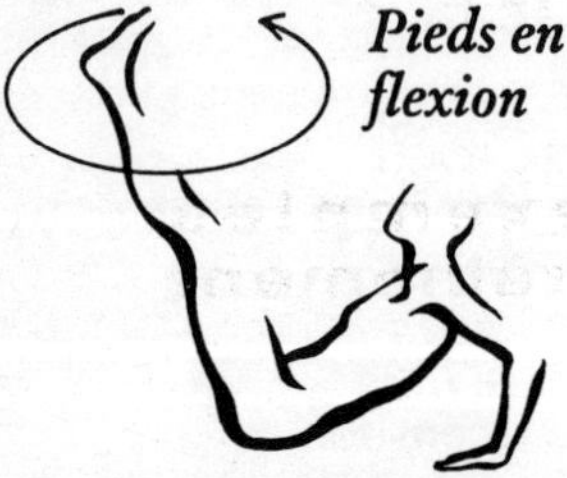

Description
A partir de la position assise, en appui sur les mains.
Exécuter des cercles avec les jambes tendues et serrées dans un sens et dans l'autre.
Expirer sur la partie la plus haute du cercle.

Nombre de mouvements minimum conseillé
6 cercles d'amplitude maximale dans un sens et dans l'autre. A rythme lent.

NOTA : possibilité de réaliser cet exercice avec les jambes fléchies ou semi-fléchies.

VOUS NE SAVEZ PAS QUELS EXERCICES PRATIQUER ?

Voici trois exemples de plan d'entraînement

Vous êtes débutante ?

Vous ne disposez que de dix minutes par jour ?

Alors suivez ce petit programme.
Exercices à exécuter sur la base du nombre de séries minimum proposées dans ce chapitre.

Pour s'échauffer :

- Exercice 1.
- Exercice 3.

Pour renforcer votre paroi abdominale :

- Exercice A. (A votre rythme.)
- Exercice D. (A rythme très lent.)
- Exercice A1. (A votre rythme.)

Pensez à vous étirer avec l'exercice D1 du chapitre « N'oubliez pas votre dos ».

Vous êtes débutante ?

Vous disposez de vingt minutes, trois fois par semaine ?

Exercices à exécuter sur la base du nombre de séries minimum proposés dans ce chapitre.

Pour s'échauffer :

- Exercice 1.
- Exercice 3.

Pour renforcer votre paroi abdominale :

- Exercice B. (A votre rythme.)
- Exercice C. (A rythme assez soutenu.)
- Exercice D. (A rythme très lent.)
- Exercice B1. (A votre rythme.)
- Exercice A2. (A rythme lent.)

Pensez à vous étirer avec l'exercice D1 du chapitre « N'oubliez pas votre dos ».

Vous êtes très motivée !

Vous avez déjà pratiqué certains de ces mouvements.

Vous disposez de vingt minutes trois fois par semaine.

Pour s'échauffer :

- Exercice C3 (4 séries de 10 cercles). (Alterner une série lente avec une série rapide.)
- Exercice G3 (3 séries de 12 enchaînements). (A votre rythme.)
- Exercice A4 (3 séries de 10 mouvements). (A votre rythme.)
- Exercice A5 (3 séries de 12 mouvements). (A votre rythme.)
- Exercice C5 (2 séries de 10 cercles dans un sens et dans l'autre). (A votre rythme.)
- Exercice K5 (8 cercles dans un sens et dans l'autre). (A rythme lent.)

N'oubliez pas de vous étirez à l'aide de l'exercice D1 du chapitre « N'oubliez pas votre dos ».

CHAPITRE 8

SCULPTEZ VOS JAMBES !

Notamment l'intérieur et l'extérieur des cuisses

- **Vos jambes...**
- **Et surtout...**
- **Exercices d'échauffement pour les jambes...**
- **Sculptez vos jambes à l'aide d'exercices spécifiques :**
  Exercices en position debout.
  Exercices en position au sol.
- **Renforcez vos muscles intérieurs (adducteurs) et extérieurs de la cuisse :**
  Exercices en position debout.
  Exercices en position au sol.
- **N'oubliez pas vos chevilles.**
- **Vous ne savez pas quels exercices pratiquer ?**
  Trois exemples de plan d'entraînement.

VOS JAMBES...

Les modeler à l'aide d'exercices appropriés, leur redonner élégance et finesse, sera le but avoué de ce chapitre. De nombreux muscles les composent.

Pour les cuisses :

Le groupe musculaire antérieur (qui comprend entre autres le quadriceps) est **extenseur de la jambe sur la cuisse**.

L'intérieur des cuisses est composé du groupe interne (qui est adducteur de la cuisse) formé des muscles : pectiné, grand adducteur, moyen adducteur, petit adducteur et droit interne. **Cette partie de l'anatomie féminine est une des plus difficiles à muscler, mais on y réussit en s'exerçant en séries longues.**

Derrière la cuisse se trouve le groupe musculaire postérieur qui **est fléchisseur de la jambe sur la cuisse**.

Quant à la partie inférieure de la jambe :

Elle comprend le groupe musculaire antérieur (dont les extenseurs des orteils), le groupe musculaire externe et le groupe musculaire postérieur (dont les muscles jumeaux).

Important :
Tout le travail décrit dans ce chapitre consiste à annexer au travail proprement dit de restructuration musculaire des exercices d'étirement afin

d'acquérir ou de conserver souplesse et muscles fins.

Les jambes, comme le dos, se modèlent assez facilement. Il est donc conseillé de ne pas faire le mouvement recommandé d'une façon décousue, mais de le choisir avec parcimonie **en fonction de votre morphologie**.

Si vous voulez vraiment redessiner vos muscles, le port de lests est efficace, mais n'oubliez pas que leur **excès** entraîne une prise de volume musculaire et qu'ils peuvent raidir les articulations, si vous ne pratiquez pas en complément des assouplissements sous forme de stretching.

Comme pour les autres parties du corps, lorsque l'on exerce ses jambes : en synergie, on travaille le dos et les fessiers, par exemple.

Commencez donc à votre rythme et sur une base d'évolution bien progressive.

NOTA : Vous pouvez utiliser certains de ces exercices pour vous préparer au ski (en complément de ceux concernant les muscles fessiers).

ET SURTOUT...

- Soyez sérieuse : n'occultez pas l'échauffement !
- N'oubliez pas de vous assouplir en cours ou à la fin des exercices.
- N'exécutez pas des lancés de jambes en début de séance.
- Ne travaillez pas de façon dissymétrique.
- Ne portez pas de lests aux pieds sans vous être échauffée préalablement ou si vous êtes toute débutante.
- Ne réalisez pas des séries trop courtes (sauf si vous êtes néophyte) pour améliorer l'intérieur des cuisses (les muscles adducteurs) particulièrement.
- N'oubliez pas le travail des chevilles.
- Si vous vous entraînez sur la base d'un entraînement général du corps : travaillez les jambes en dernier, car les membres inférieurs sont lourds, donc plus difficiles à mouvoir.
- **Expirez bien sur l'effort** : exercez-vous à penser constamment à la façon dont vous respirez.
- Rappelez-vous :
  — Que le travail en rythme lent **tonifie**.
  — Que le travail en rythme rapide **aide à l'élimination**.
- Ne stoppez pas votre effort en milieu d'une

série : mieux vaut s'arrêter après une phase rapide, se reposer et reprendre le mouvement en rythme lent. Ce système de séries permet de travailler à sa propre convenance.

■ Rappelez-vous que : **exécuter un exercice d'une façon erronée peut avoir à la longue des conséquences importantes** (notamment au niveau dorsal !).

EXERCICES D'ÉCHAUFFEMENT POUR LES JAMBES

A exécuter en position debout

Exercice n° 1

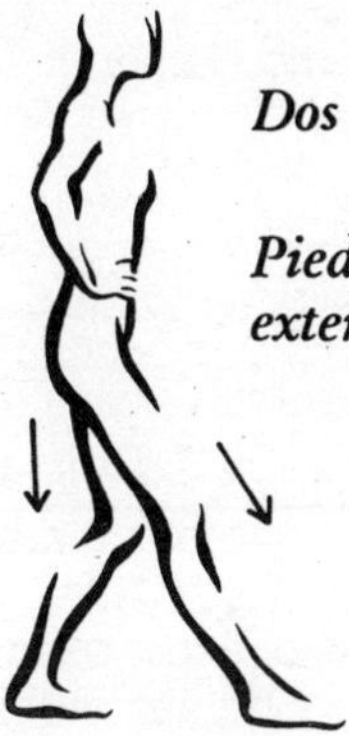

Dos droit

Pied en extension

Description
Étirer simplement une jambe devant soi, pied en extension, en fléchissant le plus possible l'autre jambe.
Inverser la position.
Expirer sur l'extension.

Nombre de mouvements minimum conseillé
2 séries de 10 mouvements.

Exercice n° 2

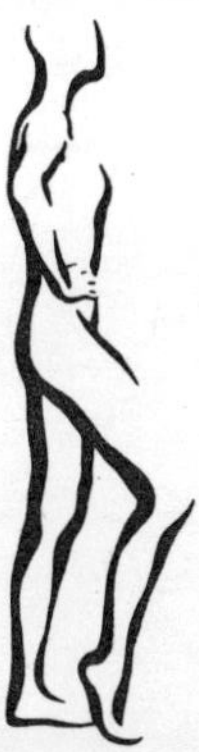

Flexion d'une jambe après l'autre

Description
A partir de la position pieds parallèles, fléchir légèrement sur place un genou après l'autre.
Expirer sur la flexion d'une des jambes.

Nombre de mouvements minimum conseillé
2 séries de 12 mouvements.

Exercice nº 3

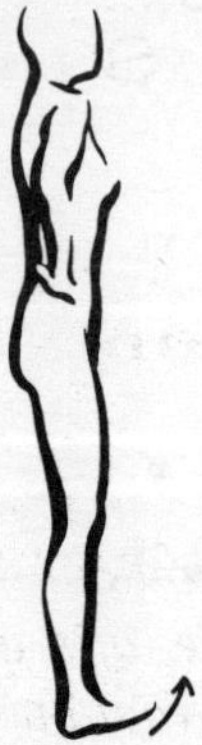

Garder le dos droit

Jambes écartées de la largeur des hanches

Description

A partir de la position debout, normale, jambes légèrement écartées, se mettre en équilibre sur les talons en gardant les jambes bien tendues.
Expirer sur la position d'équilibre.

Nombre de mouvements minimum conseillé

2 séries de 8 mouvements.

Exercice nº 4

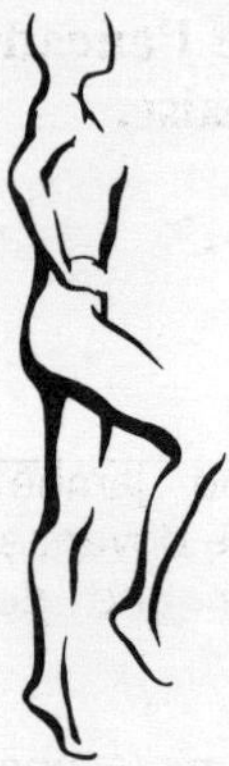

Description

Sautiller doucement, avec légèreté sur place, sur les pointes de pieds.
S'entraîner à expirer par exemple, toutes les cinq secondes.

Temps minimum recommandé

3 phases de 30 secondes.

SCULPTEZ VOS JAMBES À L'AIDE D'EXERCICES SPÉCIFIQUES

Exercices en position debout

Des exercices complémentaires de tonicité et d'assouplissement constituent ce chapitre, afin que vous composiez votre programme en intercalant un exercice d'assouplissement avec deux ou trois mouvements de musculation.

Si l'on manque d'équilibre, une astuce : fixer une ligne verticale (par exemple l'encadrement d'une porte) ou se tenir à une chaise.

Exercice A

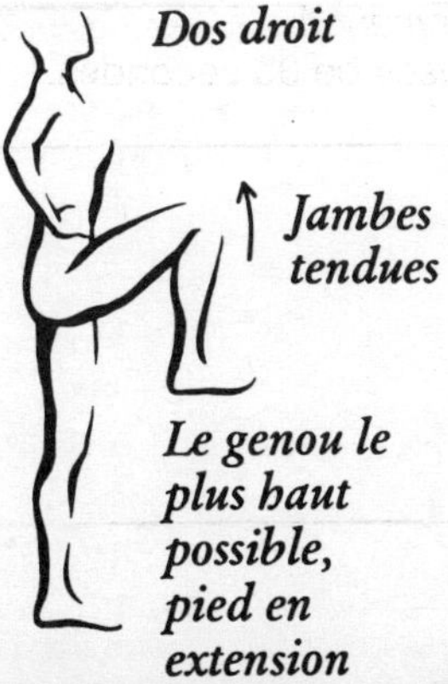
Dos droit
Jambes tendues
Le genou le plus haut possible, pied en extension

Description
Monter une jambe fléchie après l'autre devant soi.
Expirer sur une des deux montées.

Nombre de mouvements minimum conseillé
2 séries de 12 mouvements en alternant 1 série rapide, 1 série lente.

Objectif
Raffermissement des cuisses.

Exercice B

Description
Monter une jambe fléchie.
La tendre devant soi. La poser au sol.
Changer de jambe.
Expirer sur une des deux montées.

Nombre de mouvements minimum conseillé
2 séries de 8 mouvements sur chaque jambe à un rythme constant.

Objectif
Raffermissement du dessous et du dessus de la cuisse.

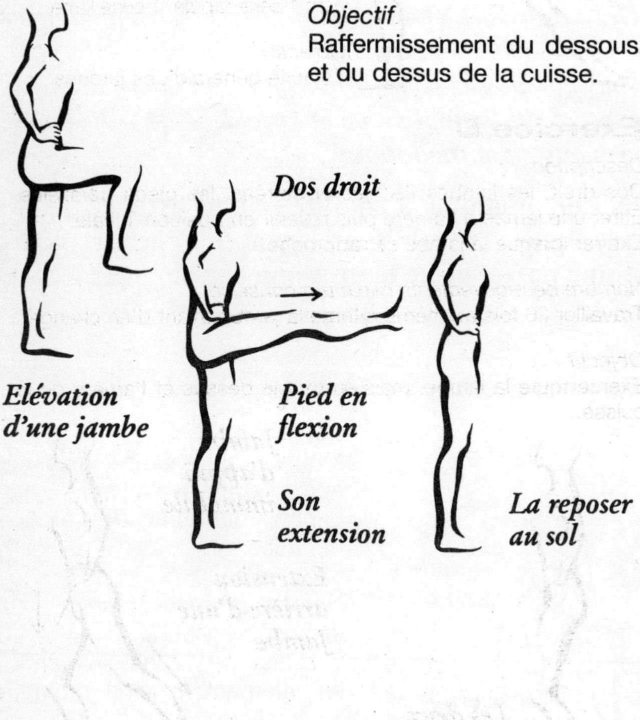

Exercice C

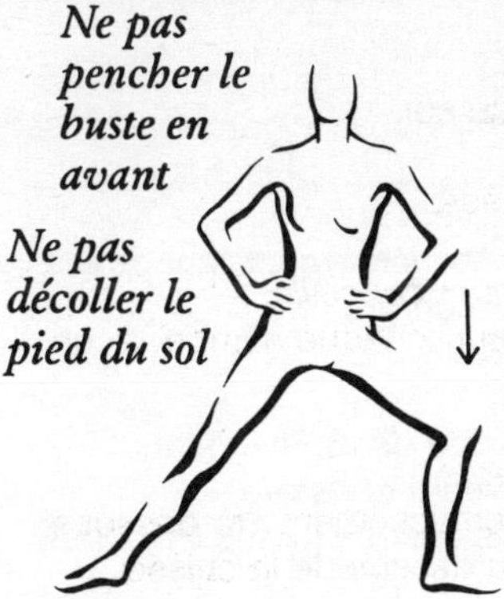

Description

Fléchir latéralement en alternance une jambe après l'autre le **plus bas possible**, les pieds étant en ouverture.

Expirer sur une des deux remontées.

Nombre de mouvements minimum conseillé

2 séries de 10 mouvements en alternant 1 série rapide, 1 série lente.

Objectif

Tonicité générale des jambes.

Exercice D

Description

Dos droit, les jambes fléchies et serrées, les pieds parallèles.
Étirer une jambe à l'arrière puis revenir en position initiale.
Expirer lorsque la jambe se rapproche.

Nombre de mouvements minimum conseillé

Travailler 20 fois au même rythme la jambe avant d'en changer.

Objectif

Exerce toute la jambe, mais surtout le dessus et l'arrière de la cuisse.

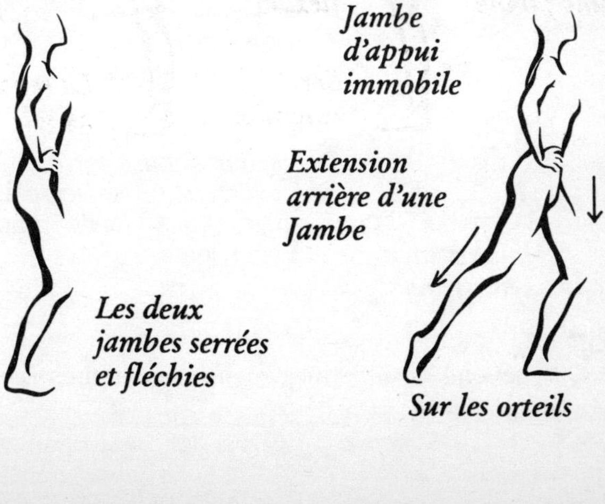

Exercice E

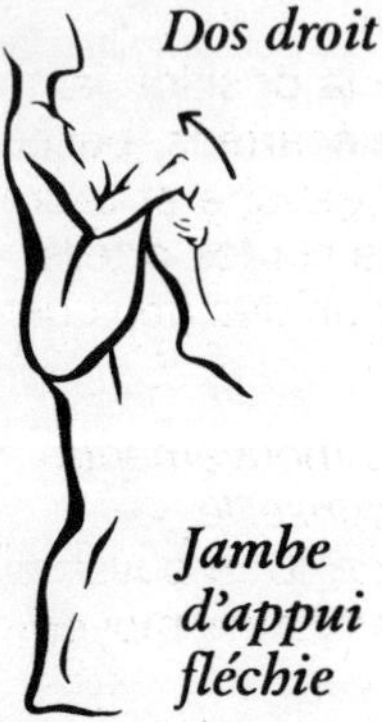

Description
Entourer un des genoux avec les mains et le ramener très lentement le plus haut possible vers la poitrine.
Expirer lentement au moins 6 secondes en montant le genou.

Nombre de mouvements minimum conseillé
3 fois chaque jambe très doucement.

Objectif
Assouplissement de l'articulation coxo-fémorale.

Exercice F

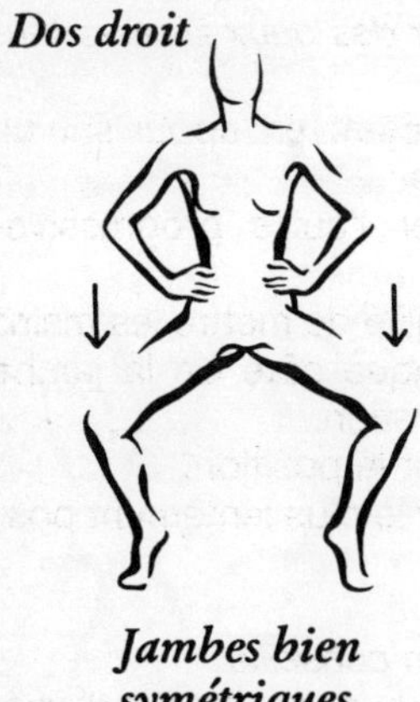

Description
Simples **petites** flexions, à partir de la position jambes tendues et écartées.
Les pieds, si l'on peut, sont en permanence en équilibre sur les orteils.
Expirer sur l'extension.

Nombre de mouvements minimum conseillé
4 séries de 6 mouvements en alternant 1 série rapide, 1 série lente.

Objectif
Travail général de raffermissement des jambes (et des muscles fessiers).

Exercice G

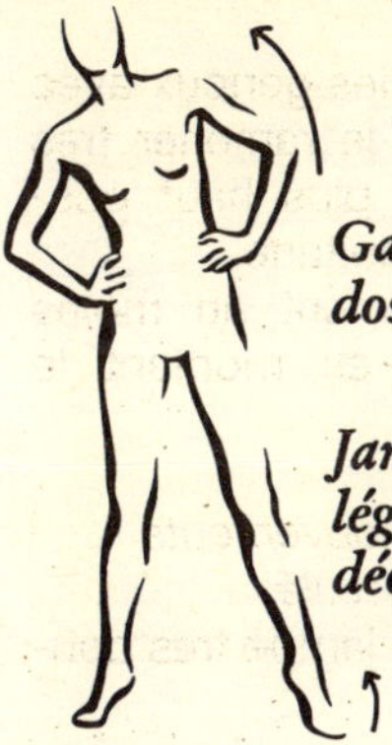

Description

A partir de la position jambes tendues et écartées, basculer le corps à gauche et à droite en équilibre sur les orteils. Expirer sur un des deux déséquilibres.

Nombre de mouvements minimum conseillé

3 séries de 6 mouvements balancés à rythme moyen.

Objectif

Tonification générale des jambes.

Exercice H (avec point d'appui)

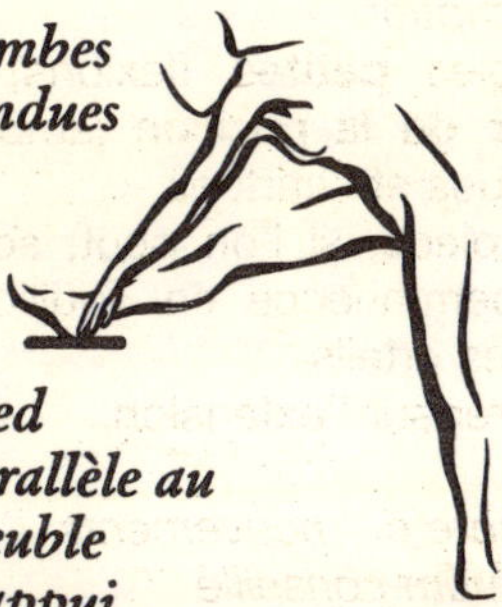

Description

A partir des deux jambes tendues !

L'une étant en appui sur un meuble.

Éloigner l'autre progressivement.

Possibilité de mettre les mains de chaque côté de la jambe en élévation.

Inverser la position.

Expirer le plus lentement possible.

Nombre de mouvements minimum conseillé

Procéder par phase d'éloignement du point d'appui d'environ 8 secondes jusqu'au point d'assouplissement maximal. Répéter 3 fois le mouvement.

Objectif

Assouplissement surtout des muscles adducteurs.

Exercice I (avec point d'appui)

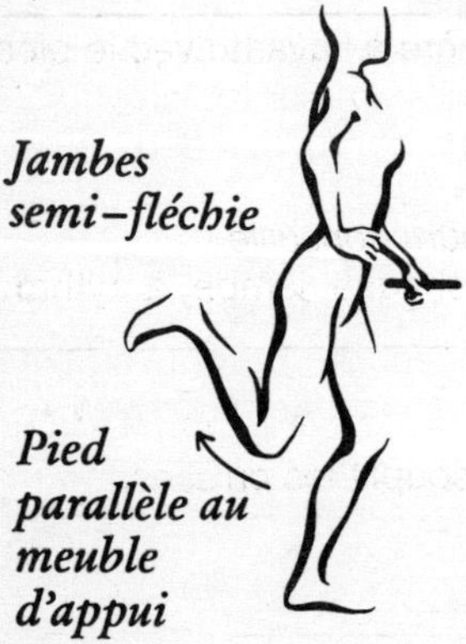

Description
A partir de la position debout, fléchir une des jambes sur l'arrière de la cuisse.
Ne pas reposer le pied au sol à chaque geste.
Expirer sur la flexion.

Nombre de mouvements minimum conseillé
4 séries de 6 mouvements, chaque jambe à rythme constant.

Objectif
Renforcement musculaire de l'arrière de la cuisse. Étirement du devant de celle-ci.

Exercice J (avec possibilité de point d'appui)

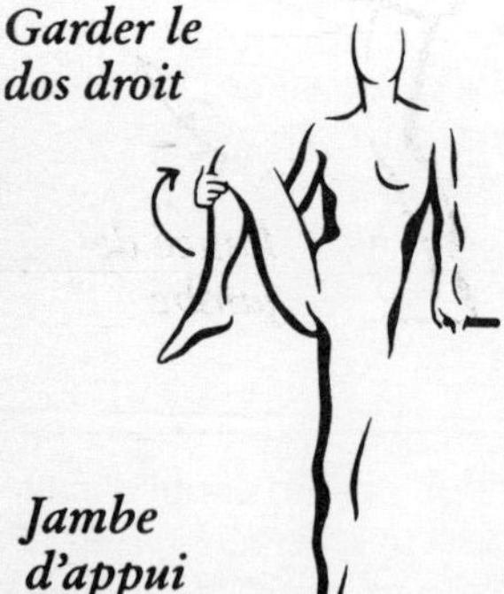

Description
Élever une jambe sur le côté. En saisir le genou avec la main correspondante.
Étirer le plus possible le genou vers le haut et vers l'arrière.
Expirer sur l'étirement.

Nombre de mouvements minimum conseillé
3 séries de 5 mouvements à rythme lent.

Objectif
Étirement de l'arrière de la cuisse.

Exercice K
(avec possibilité
de point d'appui)

Description
Lancer une des jambes de l'arrière à l'avant avec le pied en extension.
Expirer sur l'élévation.

Nombre de mouvements minimum conseillé
3 séries de 6 mouvements, chaque jambe à rythme constant.

Objectif
Travail dynamique. Affine et assouplit les cuisses.

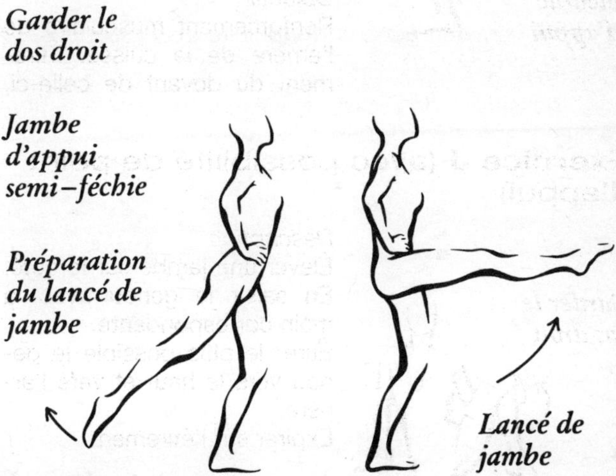

Exercice L

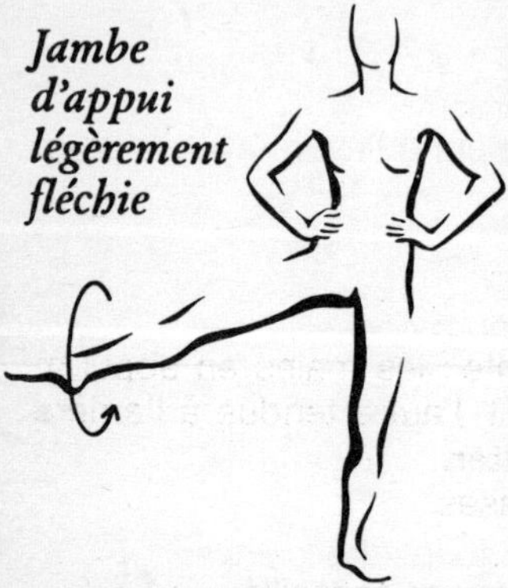

Description
Exécuter des cercles avec une des jambes en extension dans un sens, puis dans l'autre.
Expirer sur la montée du cercle.

Nombre de mouvements minimum conseillé
6 cercles dans un sens, 6 cercles dans l'autre, de chaque jambe.

Objectif
Travail dynamique général de tonicité et d'assouplissement.

NOTA : possibilité de réaliser cet exercice avec la jambe d'action légèrement fléchie.

Exercices en position au sol

Exercice A1

Description
A partir de la position suivante : les mains en appui au sol, une jambe fléchie à l'avant, l'autre tendue à l'arrière.
Inverser la position sans sauter.
Expirer sur une des deux phases.

Nombre de mouvements minimum conseillé
4 séries de 6 mouvements à rythme constant.

Objectif
Tonicité générale des jambes.

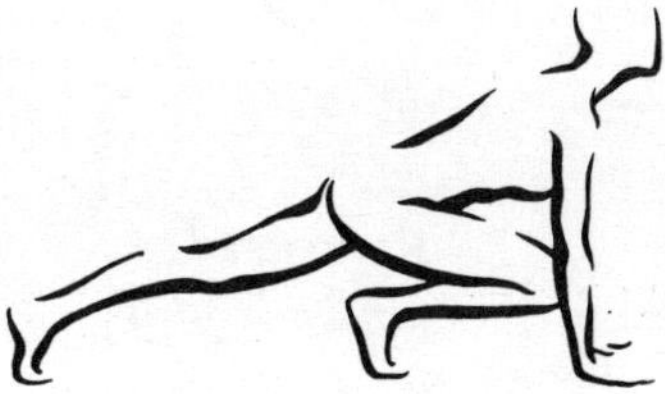

En appui sur les mains

Changement de jambe

Exercice B1

Description
A partir de la position suivante : la jambe avant en flexion, la jambe arrière en appui sur son tibia.
Soulever simplement cette dernière du sol et la reposer.
Expirer sur l'élévation.

Nombre de mouvements minimum conseillé
2 séries de 10 mouvements en alternant une série lente une série rapide, chaque jambe.

Objectif
Renforcement quadriceps-fessiers de la jambe avant.

NOTA : possibilité de prendre appui sur le genou avant avec les mains.

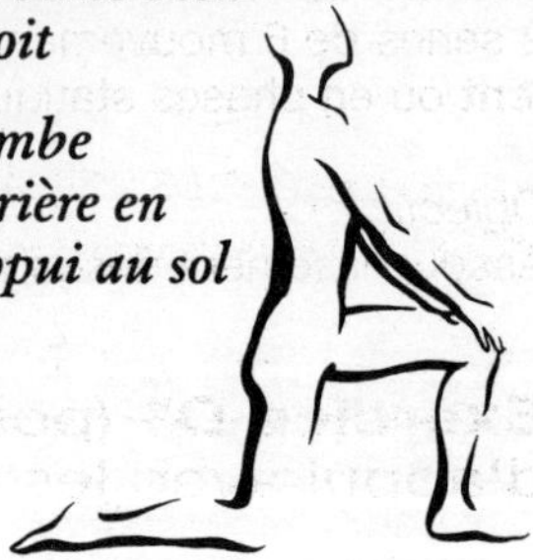
Le buste bien droit
Jambe arrière en appui au sol

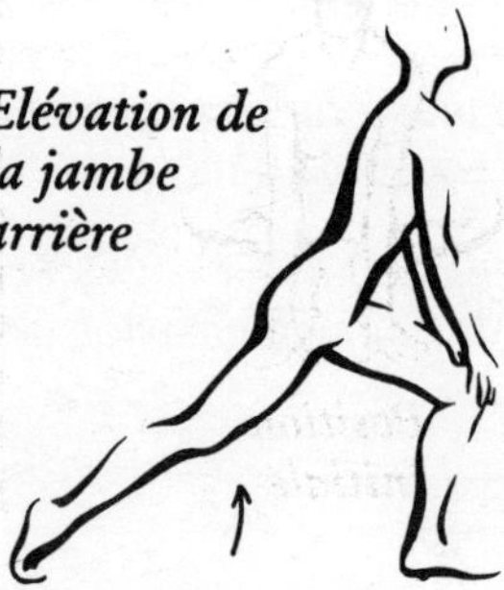

Exercice C1

Description
A partir de la position assise, la jambe gauche étant fléchie, saisir des deux mains la jambe droite tendue.
La ramener le plus près possible du visage : une fois à droite, au centre et à gauche sans la fléchir.
Inverser la position.
Expirer sur le rapprochement de la jambe.

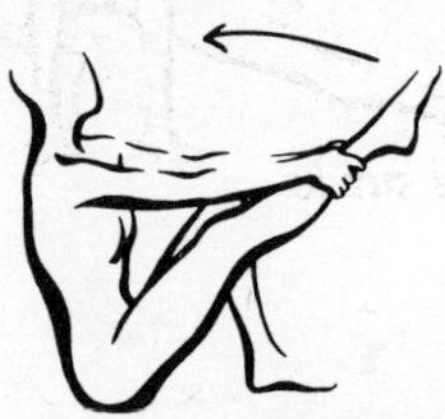
Ramener la jambe le plus près possible du visage
Garder le dos le plus droit possible

Nombre de mouvements minimum conseillé
2 séries de 6 mouvements, chaque jambe à rythme **très lent** ou en phases statiques.

Objectif
Assouplissement des jambes.

Exercice D1 (possibilité de point d'appui avec les mains au sol)

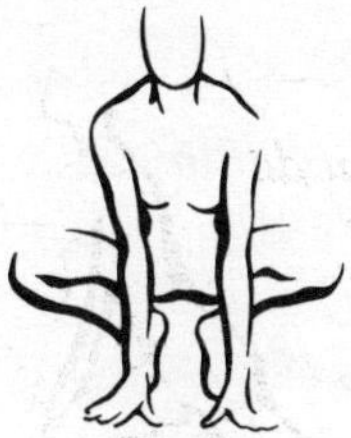

Position initiale

Description
A partir de la position accroupie, les mains en appui au sol devant soi, allonger la jambe gauche sur le côté.
La ramener, pour se retrouver en position initiale. Allonger la jambe droite sur le côté. La ramener pour se retrouver en position initiale.
Expirer sur l'extension de la jambe.

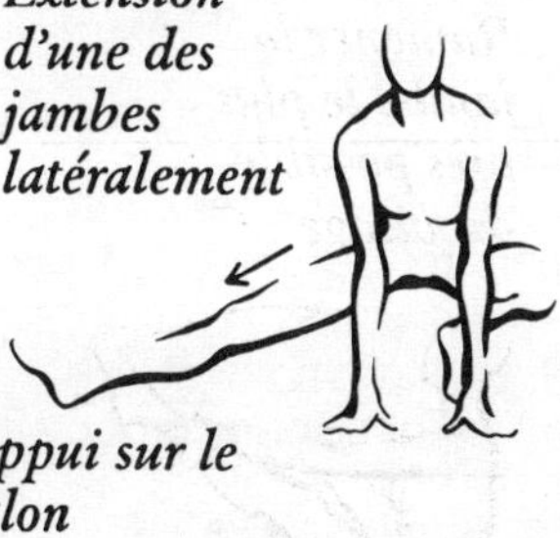

Extension d'une des jambes latéralement

Appui sur le talon

Nombre de mouvements minimum conseillé
3 séries de 6 mouvements (3 chaque jambe) dont 2 séries à rythme moyen et la dernière à rythme plus accéléré.

Objectif
Tonicité générale des jambes.

Exercice E1

Description

A partir de la position accroupie, mains en appui au sol, pieds parallèles, monter et descendre le bassin **sans décoller les paumes**.
Expirer sur l'élévation du bassin.

Nombre de mouvements minimum conseillé

4 séries de 6 mouvements en alternant 1 série lente avec 1 série rapide.

Objectif

Renforcement musculaire des cuisses.

Les jambes sont écartées de la largeur des hanches

Elévation du bassin

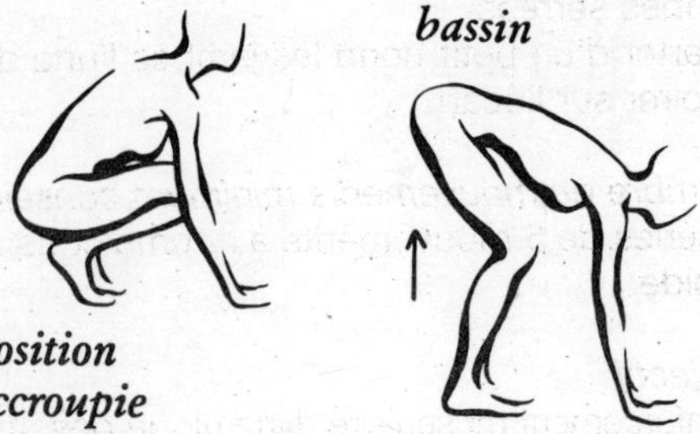

Position accroupie

Exercice F1

Description

A partir de la position accroupie, mains au sol, les jambes serrées, poser les genoux devant soi et revenir en position initiale.
Ne décoller les mains du sol à aucun moment.
Expirer sur la phase de retour en position accroupie.

Nombre de mouvements minimum conseillé

4 séries de 6 mouvements à rythme rapide.

Objectif

Amélioration de la tonicité des jambes.

NOTA : penser à placer un petit coussin sous les genoux.

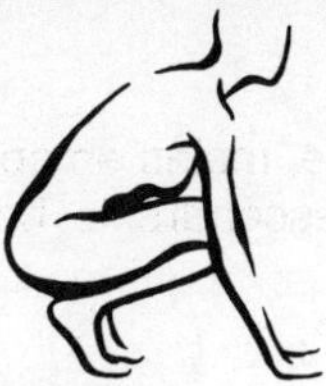

Position accroupie

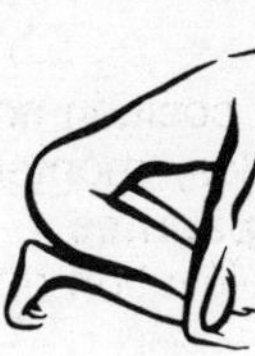

Genoux au sol

En appui sur les orteils

Exercice G1

Description
A partir de la position accroupie, mains en appui au sol, jambes serrées.
Écarter d'un petit bond les jambes l'une de l'autre.
Expirer sur l'écart.

Nombre de mouvements minimum conseillé
3 séries de 5 mouvements à rythme constant mais assez rapide.

Objectif
Renforcement musculaire dynamique des jambes.

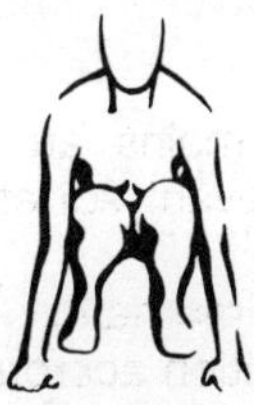

En appui sur les orteils

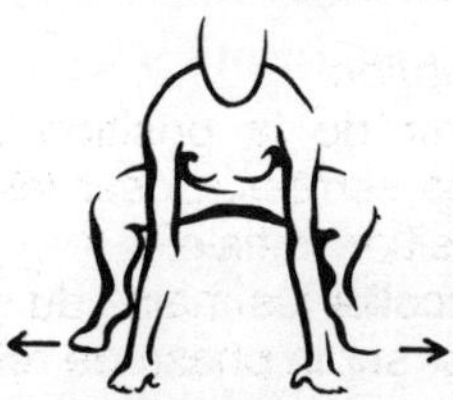

Pieds en ouverture

RENFORCEZ VOS MUSCLES INTÉRIEURS (ADDUCTEURS) ET EXTÉRIEURS (ABDUCTEURS) DE LA CUISSE

Le nombre de mouvements minimum indiqué pour ces exercices est celui de base pour **l'obtention d'un résultat**.

— Si vous êtes débutante, vous y arriverez aisément au bout d'un mois de pratique, en respectant bien **votre propre** adaptation à la progression.

— Si vous êtes entraînée, exercez-vous à travailler un même exercice en diminuant vos temps de récupération. Ne conservez ceux-ci que pour les **phases intersérie et non interexercices**.

— Respectez bien les différents rythmes et amplitudes gestuelles, pour avoir le meilleur résultat possible.

C'est tout ! Bon entraînement !

Exercices en position debout

Rappel : les points d'appui peuvent être une chaise, un meuble, etc.

Exercice A2 (avec ou sans point d'appui)

Pieds parallèles au point d'appui

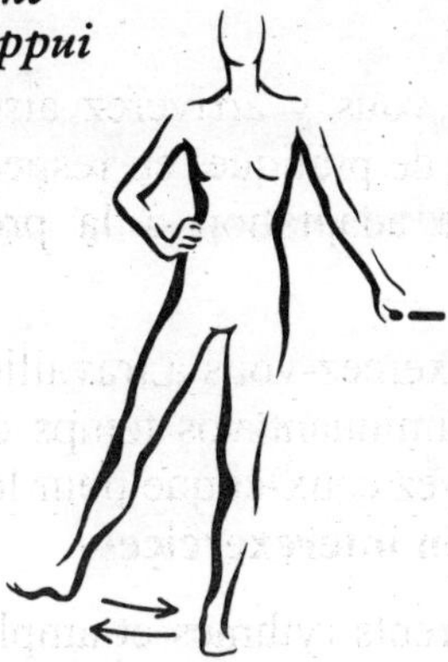

Description

Rapprocher et écarter une des jambes de l'autre, en mouvement de petite et moyenne amplitude et à des rythmes différents.

Les deux pieds **sont parallèles en permanence**.

Expirer sur la montée.

Nombre de mouvements minimum conseillé

— 2 séries de 8 mouvements de petite amplitude à rythme rapide.

— 12 mouvements de moyenne amplitude à rythme lent.

— 2 séries de 8 mouvements de moyenne amplitude à rythme rapide.

— 10 mouvements de petite amplitude à rythme lent.

De chaque jambe.

Objectif

Musculation de l'extérieur de la cuisse et de l'intérieur de la cuisse.

Exercice B2 (avec ou sans point d'appui)

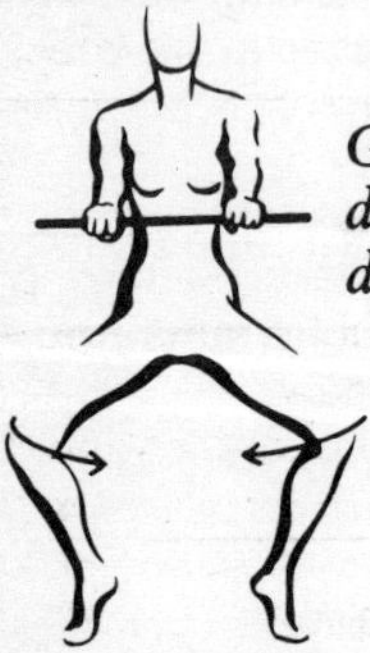

Garder le dos bien droit

Description

En position de flexion, les jambes très écartées, essayer de rapprocher les genoux au maximum l'un de l'autre par des gestes de petite et moyenne amplitude et à des rythmes différents.

Cet exercice s'avère plus efficace **si l'on est en équilibre sur les orteils**.

Expirer sur le rapprochement.

Nombre de mouvements minimum conseillé

— 2 séries de 10 mouvements de petite amplitude à rythme rapide.

— 1 série de 8 mouvements de moyenne amplitude à rythme lent.

— 1 série de 8 mouvements de moyenne amplitude à rythme rapide.

— 1 série de 10 mouvements de petite amplitude à rythme lent.

Objectif

Raffermissement de l'intérieur et de l'extérieur des cuisses.

NOTA : c'est un des exercices les plus performants.

Exercice C2 (avec point d'appui)

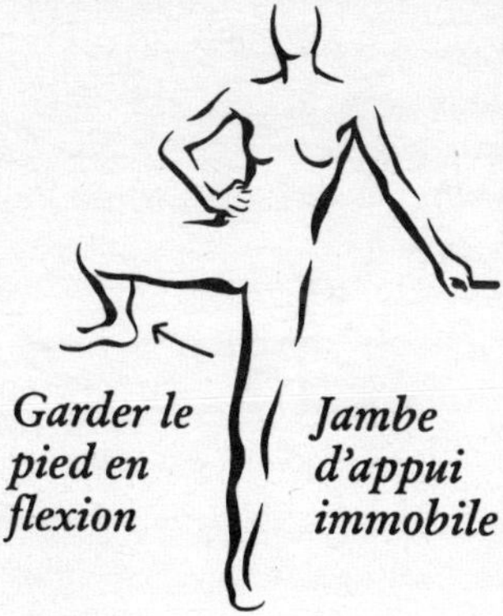

Description
La jambe d'appui légèrement fléchie, l'autre jambe en flexion arrière, écarter celle-ci latéralement.
Revenir en position initiale.
Expirer sur l'élévation.

Nombre de mouvements minimum conseillé
3 séries de 8 mouvements à rythme constant de chaque jambe.

Objectif
Tonicité de l'intérieur et de l'extérieur des cuisses.

Exercice D2 (avec point d'appui)

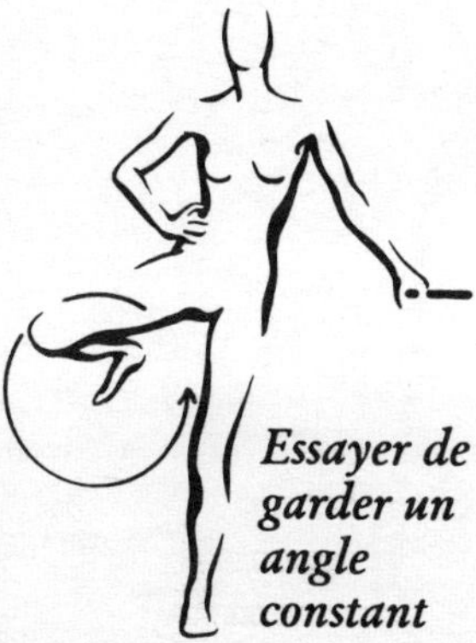

Description
A partir de la même position que précédemment, exécuter des cercles, les genoux se touchant à chaque position basse du cercle.
Expirer sur une des montées du cercle.

Nombre de mouvements minimum conseillé
— 1 série de 5 mouvements de moyenne amplitude à rythme rapide.
— 1 série de 5 mouvements de même amplitude à rythme lent.
— 2 séries de 8 mouvements de petite amplitude à rythme rapide.

— 1 série de 6 mouvements de petite amplitude à rythme lent.
Inverser le sens du cercle.
Changer de jambe.

Objectif
Acquisition de la tonicité musculaire et assouplissement de l'articulation coxo-fémorale.

Exercice E2 (avec point d'appui)

Description
A partir de la même position de départ que les exercices C2 et D2.
Tendre la jambe sur le côté.
Expirer sur l'extension.

Nombre de mouvements minimum conseillé
3 séries de 8 mouvements à rythme constant en amplitude maximale de chaque jambe.

Objectif
Renforcement musculaire de l'intérieur et de l'extérieur de la cuisse.

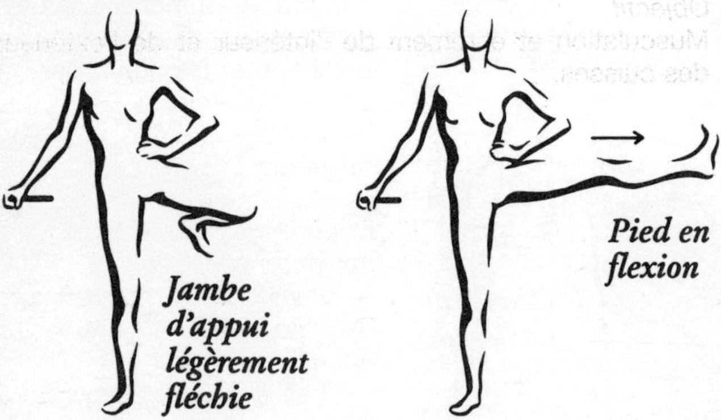

Exercice F2 (avec point d'appui)

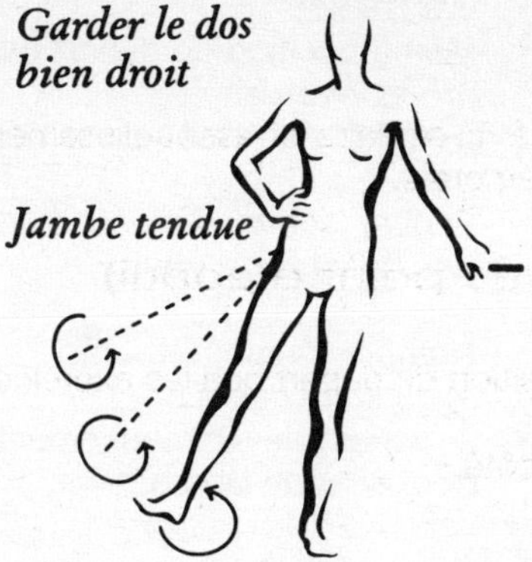

Description
La jambe d'appui étant légèrement fléchie, la jambe d'action tendue, exécuter 3 petits cercles (en bas, au milieu et en haut) **à la suite et dans le même sens. Repartir ensuite en position basse.**
Expirer sur la partie haute d'un des cercles.

Nombre de mouvements minimum conseillé
— 3 séries de 6 mouvements (1 mouvement = 3 cercles) dans 1 sens à rythme constant.
— 3 séries de 6 mouvements dans l'autre sens.
Changer de jambe.

Objectif
Musculation et étirement de l'intérieur et de l'extérieur des cuisses.

Exercice G2 (avec point d'appui)

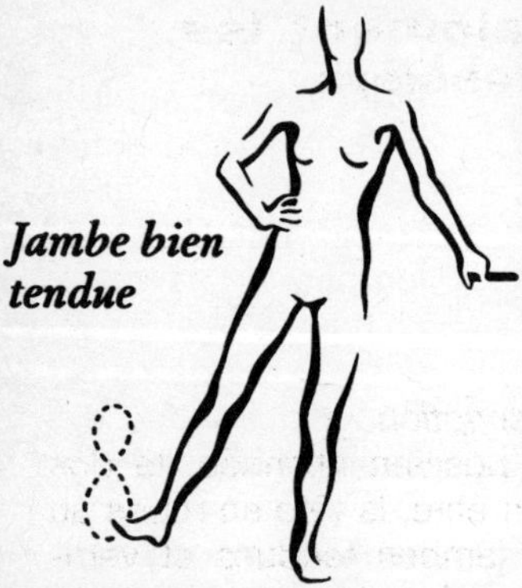

Description
Même position de départ que précédemment.
Dessiner un « huit » dans l'espace.
Expirer sur la montée d'une des boucles du « huit ».

Nombre de mouvements minimum conseillé
2 séries de 6 mouvements pour chaque jambe.

Objectif
Tonicité de l'intérieur et de l'extérieur de la cuisse.
Acquisition du contrôle gestuel.

Exercices en position au sol, à savoir qu'ils travaillent également les muscles fessiers

Exercice A3

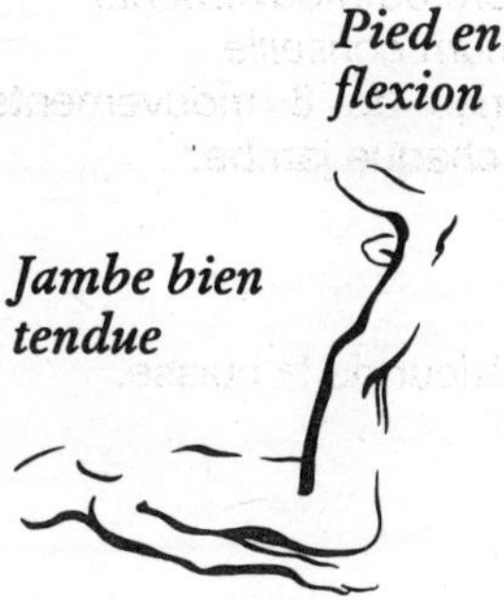

Description
En position allongée, le dos bien étiré, la tête en repos au sol jambes tendues et verticales, les rapprocher et les écarter l'une de l'autre par des mouvements d'amplitude et de rythme divers.
Expirer en rapprochant les jambes.

Nombre de mouvements minimum conseillé
— 2 séries rapides de 8 mouvements de petite amplitude à rythme rapide.
— 1 série de 8 mouvements de moyenne amplitude à rythme moyen.
— 2 séries de 8 mouvements de petite amplitude à rythme rapide.
— 1 série de 6 mouvements de grande amplitude à rythme lent.

Objectif
Acquisition de la tonicité et de la souplesse de l'intérieur et de l'extérieur des jambes.

Exercice B3

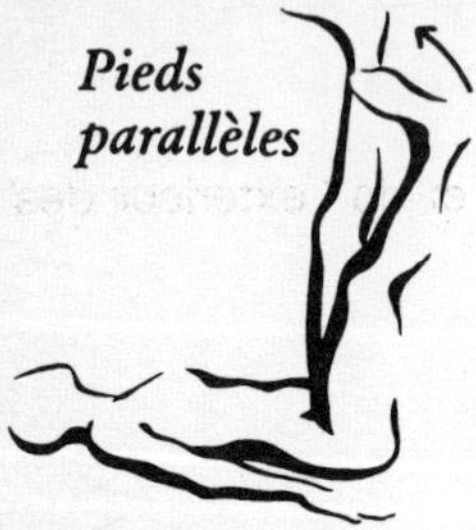

Description
En position identique à la précédente, une des deux jambes **immobiles à la verticale**, rapprocher l'autre de celle-ci à des amplitude et rythme différents.
Expirer en ramenant la jambe.

Nombre de mouvements minimum conseillé
2 séries de 8 mouvements de petite amplitude à rythme rapide.
1 série de 6 mouvements de grande amplitude.
2 séries de 8 mouvements de petite amplitude à rythme rapide.
Chaque jambe.

Objectif
Acquisition de la tonicité musculaire de l'intérieur et de l'extérieur des cuisses.

Exercice C3

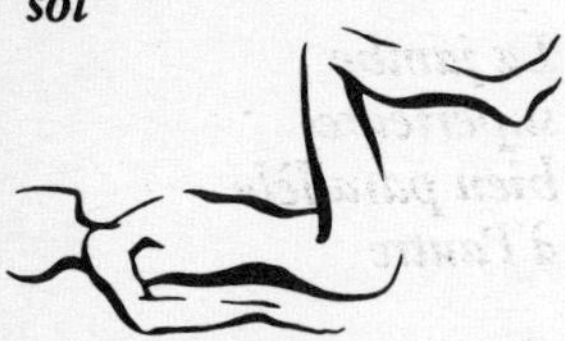

Description
En position allongée, sur le dos, rapprocher et écarter les jambes fléchies à l'aide de gestes de différentes amplitudes.
Expirer sur le rapprochement.

Nombre de mouvements minimum conseillé
— 1 série de 10 mouvements de petite amplitude.
— 2 séries de 8 mouvements de grande amplitude à rythme lent.

— 2 séries de 10 mouvements de moyenne amplitude à rythme moyen.

Objectif
Tonicité et affinement de l'intérieur et de l'extérieur des cuisses.

Exercice D3

Description
A partir de la position allongée latérale, les jambes et pieds à 90° superposés.
Exécuter de petits battements de la jambe supérieure (celle-ci frôle la jambe inférieure sans y prendre appui à chaque mouvement).
Expirer sur l'élévation de la jambe.

Nombre de mouvements minimum conseillé
2 séries de 10 mouvements de petite amplitude à rythme rapide.
1 série de 10 mouvements de moyenne amplitude à rythme moyen.
2 séries de 8 mouvements à rythme moyen.
Chaque jambe.

Objectif
Amélioration de la musculature de l'extérieur des cuisses. (Cet exercice est également recommandé pour les muscles fessiers.)

La jambe supérieure bien parallèle à l'autre

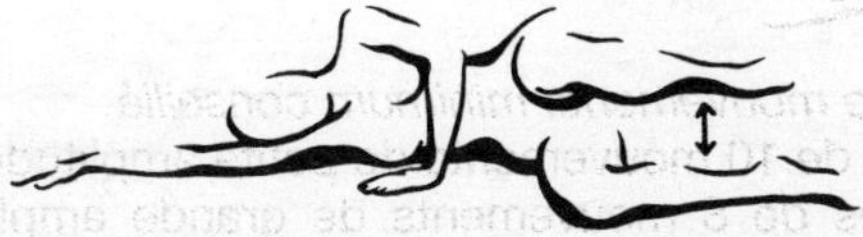

Exercice E3

Description
A partir de la position allongée sur le dos.
Phase 1 :
Serrer les genoux contre la poitrine.
Phase 2 :
Élever les jambes serrées à la verticale.
Phase 3 :
Écarter les jambes.
Revenir en position initiale.
Expirer en ramenant les genoux contre la poitrine.

Nombre de mouvements minimum conseillé
3 séries de 8 mouvements (1 mouvement = 3 gestes) à rythme constant.

Objectif
Musculation de l'intérieur et de l'extérieur des cuisses.

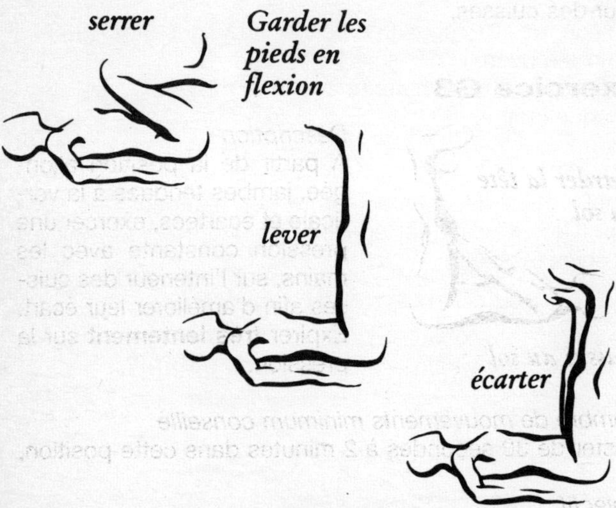

Exercice F3

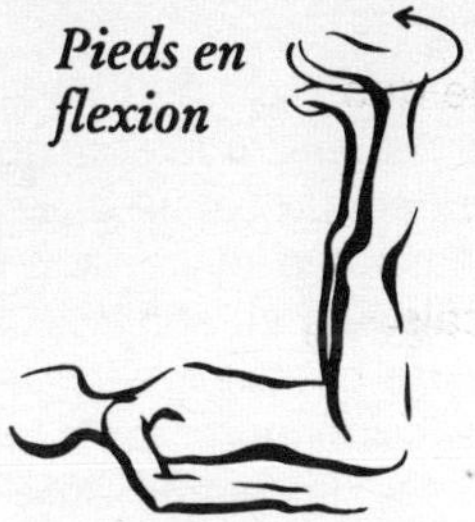
Pieds en flexion
Bassin bien au sol

Description
A partir de la position allongée les jambes tendues à la verticale et écartées, exécuter de petits cercles vers l'intérieur puis vers l'extérieur.
Expirer sur la partie externe des cercles.

Nombre de mouvements minimum conseillé
4 séries de 6 mouvements dans un sens.
4 séries de 6 mouvements dans l'autre sens, en alternance.

Objectif
Acquisition d'une forte tonicité de l'intérieur et de l'extérieur des cuisses.

Exercice G3

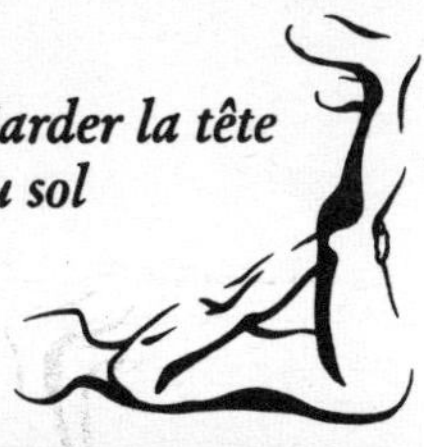
Garder la tête au sol
Bassin au sol

Description
A partir de la position allongée, jambes tendues à la verticale et écartées, exercer une pression constante avec les mains, sur l'intérieur des cuisses afin d'améliorer leur écart.
Expirer **très lentement** sur la pression.

Nombre de mouvements minimum conseillé
Rester de 30 secondes à 2 minutes dans cette position.

Objectif
Assouplissement très performant de l'intérieur des cuisses.

Exercice H3

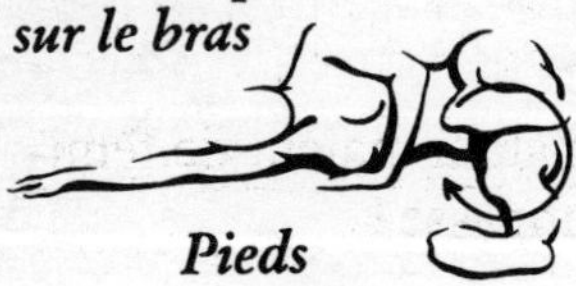

Description

En position latérale, les deux jambes tendues sur le côté, la jambe supérieure étant légèrement soulevée et la jambe inférieure posée au sol.
Exécuter de petits cercles de la jambe supérieure sans la reposer sur la jambe inférieure.
Expirer sur la partie supérieure des cercles.

Nombre de mouvements minimum conseillé

4 séries de 10 cercles de petite amplitude dans un sens et dans l'autre, en position basse à rythme lent.
Changer de côté pour faire travailler l'autre jambe.

Objectif

Durcissement des muscles internes et externes de la cuisse. Cet exercice est très efficace.

N'OUBLIEZ PAS VOS CHEVILLES

Une cheville fine constitue un atout majeur de féminité, il ne faut pas en faire l'impasse !

Voici quelques exercices accessibles à toutes et qui demandent fort peu de temps.

En ce qui concerne la respiration : penser simplement pour ce type d'exercices à expirer deux fois plus longuement qu'à inspirer.

Exercice A4

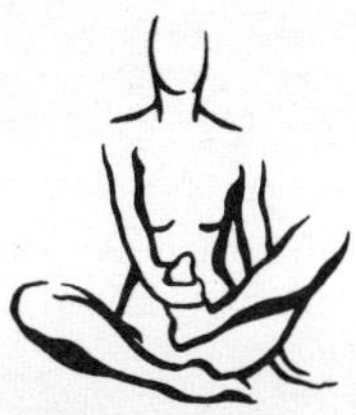

Garder le dos bien droit

Description
A partir de la position assise en tailleur, avec la main gauche, saisir le pied droit et exécuter une rotation de la cheville à l'aide de cette main.

Nombre de mouvements minimum conseillé
6 rotations dans chaque sens pour chaque cheville.

Exercice B4

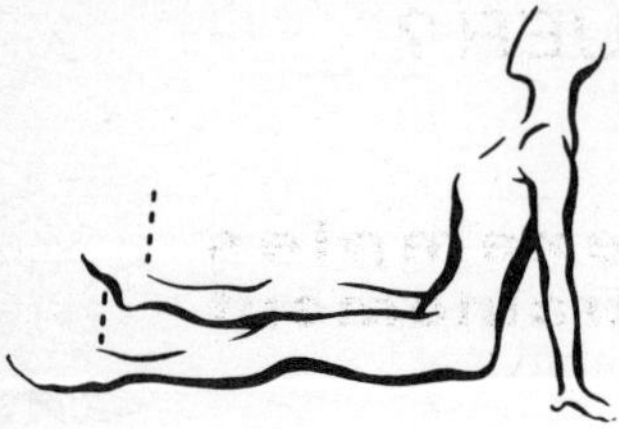

Description
A partir de la position assise, jambes tendues et écartées, exécuter une extension et une flexion des pieds en alternance.

Nombre de mouvements minimum conseillé
2 séries de 6 flexions et extensions des pieds.

Exercice C4

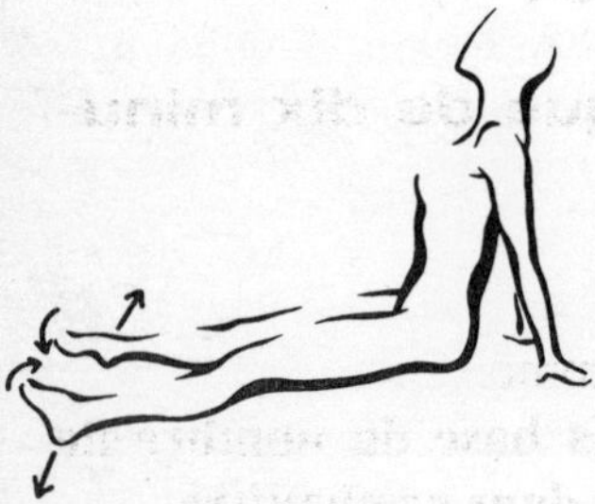

Description
A partir de la même position que précédemment, diriger les pieds en alternance à l'intérieur et à l'extérieur **sans bouger les jambes**.

Nombre de mouvements minimum conseillé
3 séries de 8 mouvements des pieds.

Exercice D4

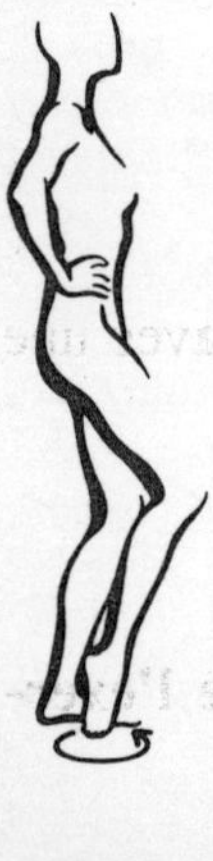

Faites rouler le dessus des orteils contre le sol

Description
A partir de la position debout, fléchir le dessus des orteils contre le sol par petits mouvements.

Nombre de mouvements minimum conseillé
3 séries de 6 mouvements, chaque pied.

VOUS NE SAVEZ PAS QUELS EXERCICES PRATIQUER ?

Voici trois exemples de plan d'entraînement

Vous êtes débutante ?

Vous ne disposez que de dix minutes par jour ?

Alors suivez ce petit programme.
Exercices à exécuter sur la base du nombre de séries minimum proposées dans ce chapitre.

Pour s'échauffer :
- Exercice 2.
- Exercice 4.

Pour sculpter vos jambes :
- Exercice C. (Alterner une série lente avec une série rapide.)
- Exercice D. (A votre rythme.)
- Exercice G. (A rythme moyen.)

Assouplir les jambes ensuite à l'aide de l'exercice J.

Vous êtes débutante ?

Vous disposez de vingt minutes, trois fois par semaine ?

Exercices à exécuter sur la base du nombre de séries minimum proposées dans ce chapitre.

Pour s'échauffer :

- Exercice 1.
- Exercice 2.
- Exercice 3.

Pour sculpter vos jambes :

- Exercice A. (Alterner une série lente avec une série rapide.)
- Exercice D. (A votre rythme.)
- Exercice J. (A rythme lent.)
- Exercice D1. (Rythmes moyen et rapide.)
- Exercice G1. (Rythme assez soutenu.)

N'oubliez pas de vous assouplir à l'aide de l'exercice H.

Vous êtes très motivée !

Vous avez déjà pratiqué certains de ces mouvements.

Vous disposez de vingt minutes trois fois par semaine.

Pour s'échauffer :

- Exercice 1.
- Exercice 2.
- Exercice 3.

Pour sculpter vos jambes :

- Exercice A. (Alterner une série rapide avec une série lente.)
- Exercice B1. (Alterner une série rapide avec une série lente.)
- Exercice D. (A votre rythme.)
- Exercice K. (A votre rythme.)
- Exercice F1. (A rythme rapide.)

Ceci n'est pas fini…
Il convient de ne pas omettre d'étirer vos jambes avec l'exercice C1.

Un petit relâchement de l'intérieur de vos cuisses !

Une rondeur indésirable à l'extérieur de ces mêmes cuisses ?

La solution :

Un programme spécial (d'une durée de 20 minutes environ) **intérieur-extérieur** du haut des jambes.

En voici un exemple :

Pour s'échauffer :

- Exercice 1 (2 séries de 12 mouvements à rythme moyen). Chaque jambe.
- Exercice 3 (3 séries de 8 mouvements à rythme moyen).

Pour modifier et tonifier :

- Exercice A2
  (4 séries de 8 mouvements en alternant une série rapide avec une lente).
- Exercice C2
  (1 série de 10 mouvements à rythme lent
  — 2 séries de 15 mouvements à rythme rapide
  — 1 série de 5 mouvements à rythme lent).
  Chaque jambe.
- Exercice C3
  (3 séries de 10 mouvements de petite amplitude à rythme rapide
  — 2 séries de 8 mouvements de grande amplitude à rythme lent

— 2 séries de 10 mouvements de petite amplitude à rythme rapide).

■ Exercice D3
(2 séries de 10 mouvements de petite amplitude à rythme rapide
— 3 séries de 10 mouvements de moyenne amplitude à rythme moyen
— 1 série de 8 mouvements à rythme lent de grande amplitude).

TOUTES LES COMBINAISONS SONT POSSIBLES !
MAIS RESPECTEZ BIEN LES CHANGEMENTS DE RYTHME
— CONSEILLÉS POUR UN RÉSULTAT OPTIMAL —

NE PAS CONFONDRE...

De petits incidents rarissimes peuvent survenir lors d'une séance d'entraînement. Il convient donc de donner les bonnes appellations aux traumatismes correspondants.

Rassurez-vous :
Il est fort **peu courant** de se blesser lors d'une séance de culture physique, alors que certains accidents musculaires ou articulaires sont fréquents dans le cadre de la pratique du ski, ou de sports de combat, par exemple.

Il n'y a pas qu'un choc ou une mauvaise posture qui crée une situation d'incidents, mais aussi un terrain propice tel que s'exercer en état de surmenage, avoir eu pendant des mois une alimentation déséquilibrée, etc.

■ L'on nomme **contusion**, une meurtrissure occasionnée par un coup porté sur le muscle, cela engendre un écrasement musculaire mais sans déchirer la peau ou fracturer un os. Il y a souvent une ecchymose. Il est recommandé de **ne pas masser**, de rester immobile, de consulter un médecin, qui souvent recommande une application de glace durant trois ou quatre jours.

■ **L'élongation**, comme son nom l'indique, est un allongement involontaire d'une partie des tissus musculaires. Elle est caractérisée par une douleur très vive, qui n'apparaît pas, ou peu lorsque l'on met le muscle au repos.

Il convient bien sûr de se reposer, d'entourer la zone lésée **de chaleur** (compresses chaudes par exemple), de masser très doucement.

Le praticien spécialisé complétera avec compétence ces premiers soins.

■ **Le claquage** est une distension musculaire ou ligamentaire. C'est très douloureux et entraîne l'immobilité gestuelle.

Quelques myofibrilles (ce qui constitue la fibre musculaire) sont rompues.

Une ecchymose apparaît, mais pas forcément tout de suite.

Il n'y a qu'une chose à faire : consulter son médecin.

■ **La déchirure musculaire** est presque identique au cas précédent, hormis le fait que de nombreuses myofibrilles sont rompues.

Par contre, l'ecchymose apparaît très vite et la déchirure se caractérise par une sorte de noyau dur.

Surtout : **se faire soigner sans attendre pour ne pas avoir une calcification de l'hématome**.

Le traitement en est classique et est caractérisé par une cessation d'activité. Une application de glace en général, matin et soir durant quatre jours, permet de résorber l'hématome. Il faut bien sûr **s'abstenir de masser**.

Le médecin doit être seul juge du moment de la reprise.

■ La tendinite

Il s'agit de l'inflammation d'un tendon. Cela peut arriver dans le cas d'un échauffement insuffisant, lorsque l'on ne boit pas assez, ou que l'on se trouve en état de fatigue, ou mal chaussée, etc.

Il peut s'agir aussi d'un sol peu approprié à l'effort.

Les avis de traitement étant parfois différents, il est préférable de s'abstenir de tout conseil dans ce domaine.

■ L'entorse

C'est une lésion de l'articulation due à sa distorsion. Elle est souvent accompagnée d'une élongation, voire même d'une rupture des ligaments. Par contre, les surfaces articulaires restent en place.

Le traitement dépend bien sûr de l'importance des lésions ; dans le cas extrême, un traitement chirurgical peut s'avérer indispensable.

Pour les petites entorses, il s'agit de bien se reposer, d'appliquer de la glace et de la pommade sur la région douloureuse, et surtout de passer à une phase d'immobilisation progressive le deuxième et le troisième jour suivant la lésion.

En général, la marche peut être reprise vers le dixième ou onzième jour.

■ **La luxation**

Il s'agit d'un os qui se déboîte de son articulation. Les lésions articulaires, ligamentaires, capsulaires peuvent **être d'importance**.

Il va sans dire que l'immobilisation est de rigueur et qu'une intervention d'ordre chirurgical peut, dans certains cas, n'être que la seule issue.

Ce ne sont que de très brèves informations, mais elles n'ont qu'un but : **éviter une erreur d'interprétation et ses conséquences**.

La logique ne saurait que trop conseiller de prendre un avis médical, avant d'essayer de se soigner par soi-même.

CONCLUSION

Compulsé ponctuellement ou régulièrement, cet ouvrage permet un nombre appréciable de combinaisons quant à l'organisation de vos séances.

Quelles que soient la durée et l'intensité de celles-ci, le bénéfice du sport est toujours présent.

Le plaisir de la pratique vient de façon aussi certaine que le bien-être corporel. Aussi est-il important de ne pas céder au découragement face à l'effort des premières séances.

Il existe de bonnes habitudes :

L'activité physique fait partie de celles-ci.

TABLE DES MATIÈRES

IMPRIMÉ EN FRANCE PAR BRODARD ET TAUPIN
6438T-5 - Usine de La Flèche (Sarthe), le 11-02-1998.

pour le compte des
Nouvelles Éditions Marabout
D.L. février 1998/0099/069
ISBN : 2-501-02692-6